"十四五"时期国家重点出版物出版专项规划项目

儿童青少年营养健康科普丛书

拒绝肥胖　轻松成长

"十四五"时期国家重点出版物出版专项规划项目

儿童青少年营养健康科普丛书

拒绝肥胖　轻松成长

中国学生营养与健康促进会　编写

丛书主编　陈永祥
分册主编　刘爱玲　宋　逸

北京大学医学出版社

JUJUE FEIPANG　QINGSONG CHENGZHANG

图书在版编目（CIP）数据

拒绝肥胖　轻松成长 / 刘爱玲，宋逸主编 . —北京：北京大学医学出版社，2023.5
（儿童青少年营养健康科普丛书 / 陈永祥主编）
ISBN 978-7-5659-2874-1

Ⅰ.①拒…　Ⅱ.①刘…②宋…　Ⅲ.①肥胖病－防治－儿童读物　Ⅳ.① R589.2-49

中国国家版本馆 CIP 数据核字（2023）第 052014 号

拒绝肥胖　轻松成长

丛书主编：陈永祥
分册主编：刘爱玲　宋　逸
出版发行：北京大学医学出版社
地　　址：（100191）北京市海淀区学院路 38 号　北京大学医学部院内
电　　话：发行部 010-82802230；图书邮购 010-82802495
网　　址：http://www.pumpress.com.cn
E-mail：booksale@bjmu.edu.cn
印　　刷：北京信彩瑞禾印刷厂
经　　销：新华书店
策划编辑：陈　奋
责任编辑：袁朝阳　何渼波　责任校对：靳新强　　责任印制：李　啸
开　　本：880 mm×1230 mm　1/32　印张：4.625　字数：115 千字
版　　次：2023 年 5 月第 1 版　2023 年 5 月第 1 次印刷
书　　号：ISBN 978-7-5659-2874-1
定　　价：30.00 元

丛书编审委员会

编者名单

丛 书 主 编　陈永祥　中国学生营养与健康促进会

分 册 主 审　王海俊　北京大学

分 册 主 编　刘爱玲　中国疾病预防控制中心营养与健康所

　　　　　　　宋　逸　北京大学

分册副主编（以姓名汉语拼音为序）

　　　　　　　方桂红　海南医学院

　　　　　　　胡翼飞　首都医科大学

　　　　　　　李晓辉　成都市疾病预防控制中心

　　　　　　　张　娟　北京协和医学院

　　　　　　　赵　勇　重庆医科大学

编　　　　委（以姓名汉语拼音为序）

　　　　　　　陈亚涵　北京协和医学院

　　　　　　　冯　敏　成都市疾病预防控制中心

　　　　　　　何志凡　成都市疾病预防控制中心

　　　　　　　加吾兰·祖农　首都医科大学

　　　　　　　李梦龙　首都医科大学

　　　　　　　李昕璇　北京协和医学院

　　　　　　　林国天　海南医学院

　　　　　　　奴比娅·阿马尔江　首都医科大学

　　　　　　　书　文　首都医科大学

　　　　　　　苏　雨　重庆医科大学

　　　　　　　王雪丽　海南医学院

编者名单

王　瑶　成都市疾病预防控制中心
鲜金利　重庆医科大学
肖惠迪　首都医科大学
叶丽红　北京协和医学院
赵聆希　重庆医科大学
曾　茂　重庆医科大学

丛书序

少年强则国强。儿童青少年的身心健康不仅关系着一个家庭的幸福和美，更是国家富强、民族振兴的重要标志；不仅是每一位家长的殷切期盼，更是全国各族人民的共同愿望！

2016年，《"健康中国2030"规划纲要》指出，要以"健康优先"为原则，"把健康摆在优先发展的战略地位"。2019年，《健康中国行动（2019—2030年）》将健康知识普及、合理膳食、全面健身、心理健康等列为"重大行动"。2021年6月，国家卫生健康委员会、教育部等四部门联合印发《营养与健康学校建设指南》，提出要建立健全健康教育制度，将食品安全、合理膳食、科学运动、心理健康等纳入健康教育教学内容。同年9月，教育部等五部门联合印发《关于全面加强和改进新时代学校卫生与健康教育工作的意见》，再次强调"坚持健康第一"的基本原则，提出了"养成健康行为习惯""保障食品营养健康""增加体育锻炼时间""强化心理健康教育"等具体任务。

中国学生营养与健康促进会于1989年成立，是从事学生营养与健康事业的全国性、专业性、非营利性的国家一级社团组织，以促进中国学生营养与健康为使命，积极倡导和营造全方位的学生营养与健康氛围，承担着组织"5·20"中国学生营养日活动、编写《中国儿童青少年营养与健康指导指南》、普及推广"营养与健康示范学校"建设等宣传教育及学术交流活动。

丛书序

　　《儿童青少年营养健康科普丛书》是由中国学生营养与健康促进会编写的面向广大儿童青少年及其父母、老师的健康教育读物，目的是帮助儿童青少年培养健康生活方式，养成合理膳食、科学锻炼、健康作息的习惯，保持心理健康，快乐成长，从而为全民健康奠定基础。

　　丛书共五册，涵盖了健康生活方式、肥胖预防、科学运动、合理膳食、心理健康五个领域，不同分册各有侧重、相互呼应。《培养健康生活方式》分册从健康生活方式着手，旨在帮助儿童青少年养成健康生活习惯；《拒绝肥胖 轻松成长》分册从提供科学、有效和实用的肥胖防控相关知识着手，旨在帮助家长科学养育；《科学运动 强健体质》分册从青少年生长发育关键时期的运动需求以及营养需求着手，旨在指导儿童青少年享受运动、坚持锻炼；《合理营养 健康成长》分册从科学的营养健康知识和技能着手，旨在帮助家长为儿童青少年搭配营养充足、均衡且适宜的食物，促进长期健康；《关注心理 阳光成长》分册从儿童青少年常见的发育、情绪、行为障碍等方面入手，帮助家长做好必要的预防、发现、干预和治疗工作。

　　在此，对所有关心儿童青少年健康并为本丛书付出劳动、倾注心血的专家深表感谢，希望本丛书为儿童青少年的健康、快乐成长带来有效、便捷的帮助，也衷心祝愿每一个家庭安康美满、我们的国家昌明繁盛！由于时间和水平所限，本丛书难免有不足之处，敬请读者批评指正！

中国学生营养与健康促进会　会长

2023 年 1 月

前　言

随着经济的快速发展和人民生活水平的不断提高，我国儿童青少年的营养健康状况相较过去得到很大改善，但也出现了新的问题，特别是儿童肥胖发病率正以惊人的速度增长。2020年12月，国家卫生健康委员会组织撰写的《中国居民营养与慢性病状况报告（2020年）》显示，我国6～17岁儿童青少年超重率为11.1%，肥胖率为6.8%，表明我国儿童肥胖问题日益突出，已经成为影响我国儿童健康成长的一个重要公共卫生问题。

儿童肥胖不但影响其体格发育和智力发育，还会影响其运动技能和心理健康的发展，并导致慢病低龄化，肥胖儿童已经出现了高血压、血脂异常、糖耐量异常等慢性病。此外，儿童肥胖往往会持续到成年期，增加成年后患心血管疾病、糖尿病、某些癌症等的风险，对个人、家庭和社会造成极大的经济负担，影响国民素质的整体提升和经济社会的长久发展。因此，儿童肥胖的防控刻不容缓。

儿童肥胖受多种因素的影响，其中家长的营养健康素养、家长为儿童安排的一日三餐以及家庭的食物环境和身体活动环境等都是很重要的环境因素。我国家长虽然对儿童健康非常关心，但对儿童肥胖危害的认知不足，在安排膳食和运动方面存在一些误区和不足。为此，中国学生营养与健康促进会组织相关专家，力求以科学研究为依据，用通俗易懂的语言向儿童家长提供科学、

前言

有效和实用的肥胖预防相关知识，编写成本书，帮助家长们科学养育儿童，让每一个儿童都健康快乐成长。受知识水平和经验局限，本书不足之处在所难免，望广大读者不吝指正。

编 者

目　录

第1章

什么是肥胖?

　　儿童时期是身心健康发展的关键时期,该时期的营养和健康状况对人的一生有着重要的意义。很多人觉得小孩子白白胖胖是健康可爱的标志,却不知儿童超重肥胖已经被证明会增加成年后患高血压、糖尿病、冠心病等各种慢性病的风险。

　　根据世界卫生组织(World Health Organization,WHO)的定义,健康不仅仅指不生病,还应当是身体、心理、社会适应和道德品质的全面良好状态,超重肥胖不仅是不健康的表现,还是许多慢性病的危险因素。近年来,随着社会经济的快速发展和居民生活方式的巨大转变,中国儿童青少年超重肥胖率呈现快速增长的趋势,超重肥胖已成为威胁中国儿童青少年身心健康的重要公共卫生问题。本章的目的就是带领大家认识肥胖,掌握判定肥胖的各种工具。

第一节　肥胖是一种疾病

导读台

- 什么是肥胖？
- 肥胖有哪些分类？
- 导致肥胖的因素有什么？
- 肥胖对儿童有哪些危害？

知识窗

一、肥胖的定义

肥胖（obesity）是指由多种因素引起、能量摄入超过能量消耗、体内脂肪堆积过多和（或）分布异常，从而引起健康损害的一种慢性代谢疾病，通常伴有体重增加。WHO 将超重和肥胖定义为可损害健康的异常或过量脂肪积累。据 WHO 报告，1975 年时只有不足 1% 的 5 ～ 19 岁儿童青少年出现肥胖，但到了 2016 年，有 18% 的女孩和 19% 的男孩超重，超过 1.24 亿儿童青少年（0.5 亿女孩和 0.74 亿男孩）出现肥胖。超重肥胖一度被视为高收入国家的主要健康问题，但目前中低收入国家（尤其是城市）也呈现超重肥胖率上升的趋势。特别是在中国，超重肥胖率

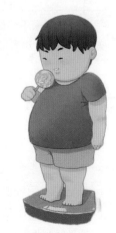

肥胖的儿童

更是呈快速上升趋势,《中国居民营养与慢性病状况报告（2020年）》显示，6～17岁儿童青少年超重率为 11.1%，肥胖率为 6.8%。

 链接场

　　我国根据各地儿童青少年超重肥胖率情况，将各省（直辖市、自治区）划分为高、中、低三个流行水平地区，来看看你属于哪个地区吧！

中国各省（直辖市、自治区）儿童青少年超重肥胖率流行水平分类表

流行水平分类	地区
低流行水平（8个）	广西、海南、云南、青海、广东、西藏、贵州、四川
中流行水平（11个）	湖南、甘肃、浙江、福建、新疆、湖北、安徽、宁夏、河南、江西、重庆
高流行水平（12个）	陕西、北京、吉林、天津、山西、上海、内蒙古、辽宁、黑龙江、江苏、山东、河北

　　——国家卫生健康委办公厅，《关于印发儿童青少年肥胖防控实施方案的通知》，2020

二、肥胖的分类

　　肥胖可以分为原发性和继发性两种类型。

　　原发性肥胖又称单纯性肥胖，平时我们见到的儿童肥胖多属于这一种。单纯肥胖症是由遗传和环境因素共同作用而产生的结果，环境因素中家庭生活方式和个人行为模式是主要的危险因素。原发性肥胖儿童全身脂肪分布比较均匀，其发生与遗传、环境、饮食、身体活动等多种因素有关，其父母往往有肥胖病史，且大多为多因素遗传，即父母的肥胖遗传给子女时，并不是由一个遗传因子决定的，而是多种遗传因子决定了子女的肥胖。

继发性肥胖又称病理性肥胖。继发性肥胖的范围较广，主要是指因某种疾病引起的肥胖，如库欣综合征、甲状腺功能减退性肥胖、肝炎后肥胖等。在继发性肥胖中，除了疾病引起的肥胖，还有药物导致的肥胖，被称为药源性肥胖，比如有一些常用药物的副作用就是体重增加，如果不遵循医嘱用药，可能会增加肥胖发生的风险。

根据身体脂肪组织分布的不同，肥胖又可以被分成中心型肥胖和周围型肥胖。中心型肥胖又称向心型肥胖或腹型肥胖，这种肥胖类型的表现主要是脂肪堆积在腹部，肥胖者的内脏脂肪增加，腰围大于臀围，身材呈苹果形。中心型肥胖的儿童在成年期更容易发生心脑血管疾病、糖尿病等。周围型肥胖又称全身匀称性肥胖或皮下脂肪型肥胖，这种肥胖者体内脂肪基本上呈匀称性分布。青春期发育后，臀部的脂肪堆积多于腹部，呈现出下半身、四肢肥胖，臀围大于腰围，身材呈梨形。中心型肥胖人群多为男性，周围型肥胖人群多为女性。

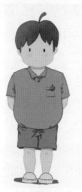 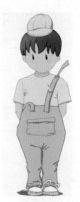

苹果形身材 **梨形身材**

苹果形与梨形身材的区别

由于生活方式、饮食习惯等因素，中国居民更易出现腹部脂肪堆积，即使体重正常的人也可能会有中心型肥胖的问题。因此，在中国，中心型肥胖人数增多已成为比单纯性肥胖人数增多更需要关注的公共卫生问题。

三、肥胖的影响因素

儿童肥胖是遗传因素和环境因素共同作用的结果。遗传因素占肥胖发生原因的 40% ~ 70%。肥胖往往有家族集聚效应，也就是说在父母都胖的情况下，儿童出现超重肥胖的概率更大。尽管遗传因素在肥胖的发生发展中起着重要的作用，但由于短期内人类的基因不会发生太大的改变，因此，当前儿童超重肥胖率急剧增加并不是基因发生了改变，而是环境因素发生了快速的改变。

环境因素主要包括个体因素和致肥胖环境。

个体因素包括生命早期营养、饮食习惯、行为和生活方式等，它们是影响儿童肥胖的关键。生命早期 1000 天是指从女性怀孕的胎儿期（约 280 天）到宝宝出生之后的 2 岁（约 720 天），这 1000 天被认为是机体组织、器官、系统发育成熟的关键时期，关系一生健康。这个时期可以分为三个阶段。第一阶段是孕期，在此阶段孕妇摄入能量过多或过少都可能导致新生儿体重不正常，巨大儿或低出生体重儿在儿童和成年期患肥胖及相关疾病的风险均会增高。第二阶段是出生后至 6 月龄，研究表明，母乳喂养的婴儿长大后发生肥胖的风险显著低于人工喂养婴儿，这可能是配方奶粉中蛋白质含量较高导致的。第三阶段是 7 ~ 24 月龄，这一阶段是由母乳或配方奶粉向早期固体辅食添加的过渡阶段。对于采用配方奶粉的方式喂养的婴幼儿，若在 4 月龄前引入固体辅食，将会导致其 3 周岁时肥胖的发生风险增加 6 倍。到了儿童青少年时期，个体的饮食和行为因素开始占据主动。在饮食习惯方面，儿童青少年时期不吃早饭、晚餐吃得太多、高脂饮食、暴饮暴食、过度饮食、常摄入含糖饮料及快餐食物等不良的饮食习惯都会增加肥胖发生的风险。在身体活动方面，学校、家长和学生都倾向减少体育运动课程来增加学习时间，由于交通便利化，学生走路或骑车上学的比例越来越低，电子产品的普及使得越来越多的学生看屏幕的时间增多，导致运动量急剧减少。除了以上两个方面，个体因素还包括其他的一些生活方式，比如睡眠，睡得太多或太少都会增加肥胖发生的风险。

致肥胖环境是指导致高能量摄入和静态活动的环境，它对肥胖的发生起到推波助澜的作用，大致可以分为食物环境和身体活动环境。食物环境又可以分为家庭食物环境、学校食物环境和社区食物环境。家庭食物环境包括家长为儿童准备的食品是否营养健康、就餐氛围是否轻松、是否经常和家人一起吃饭，以及家长和儿童的整体营养健康素养、健康意识等。儿童青少年从小养成的饮食自我调节能力是影响其是否肥胖的重要因素，而家庭能够在儿童生命早期培养其自主进食的能力，从而让儿童根据自身饥饿和饱腹感自主进食和停止进食。学校食物环境包括学校为儿童提供的餐饮情况、学校里小卖部的食品供应情况以及学校开展营养健康教育的情况等。社区食物环境包括社区的食品商店、快餐店、饭店、小超市售卖食品的种类和分布等。身体活动环境是指儿童的活动场所，包括街道、公园游乐场，学校运动场等。

影响儿童肥胖的个体因素还有很多，例如情绪变化、压力等情绪的刺激可能会导致暴饮暴食，饮食也可以直接影响情绪。例如，不良饮食引起的胃肠道微生物组变化对大脑产生影响，使人产生焦虑等情绪，从而可能形成不合理饮食和不良情绪的恶性循环，增加超重肥胖的发生风险。因此，开展儿童肥胖的防控工作需要个体、家庭、社会多方面的共同努力。

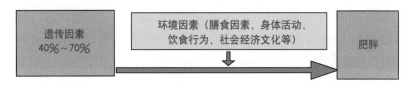

基因因素与环境因素的交互作用

四、肥胖的危害

在生理层面，肥胖本身不仅是一种疾病，它也是多种慢性病的危险因素。儿童肥胖日益增多导致了成年期慢性病的低龄化。儿童青少年时期体重增加过多可能导致终生超重和肥胖。超重及肥胖已成为儿童时期心血管疾病和 2 型糖尿病的主要危险因素。研究显示，肥胖儿童中近 30% 患有高血压，无论是哪种类型的超重肥胖儿童，其患高血压的风险都是正常儿童的 1.5 ～ 2.2 倍。同时肥胖也会影响儿童运动能力的发展，肥胖儿童的肺活量比较低，其身体素质（如耐力、爆发力、柔韧性）明显低于正常体重儿童，他们的运动时间和频率也可能会因此有所下降。以上原因都会对儿童的健康造成威胁，从而影响他们一生的健康和生活质量。

在心理层面，肥胖会诱发一系列心理问题。近年来中国部分发达地区学龄儿童超重肥胖率明显上升，许多儿童因体态受到同伴的嘲笑，从而导致不合群、孤单，久而久之出现自卑、焦虑甚至抑郁等一系列心理问题。随着年龄的增长，儿童青少年自我意识越来越强，对自己体型的关注度也随之增加，同时也更容易受社会和同伴的影响，采取诸如节食减肥、滥用减肥药等不良行为，因此家长要重视儿童身体形态健康的相关教育。

肥胖除了对个体产生危害之外，还会影响家庭和社会发展。统计数据显示，2010 年中国超重和肥胖造成的直接经济负担占当年卫生总费用的 4.5%，政府需要为治疗肥胖及肥胖所导致的其他疾病承受巨大的财政负担。此外，儿童肥胖带来的身心健康危害还会限制儿童的潜能发展，导致其长大后劳动生产率下降，这对家庭及整个国民素质的提高和经济社会的长久发展都是不利的。由此可见，肥胖对个人、社会都存在着深远的负面影响，开展儿童肥胖预防工作是当务之急。

第二节 肥胖判定

导读台

- 有哪些方式可以判定儿童肥胖？
- 如何利用身高和体重判定儿童肥胖？
- 如何利用腰围判定儿童肥胖？
- 如何利用体脂率判定儿童肥胖？
- 如何利用理想体重判定儿童肥胖？

知识窗

一、肥胖的判定指标

许多父母对儿童的身材存在错误认知，他们更倾向于低估儿童的体重，并且普遍认为儿童处于生长期，胖是营养充足的表现，有助于生长发育，成人后会自然"抽条"（变瘦），不必担心儿童肥胖的问题。因此，教育父母学会判定儿童是否超重肥胖，对于预防儿童肥胖至关重要。

肥胖评价指标众多，WHO和很多国家均制定了不同的肥胖指标判定标准。目前使用最多的为体重指数（body mass index，BMI）、腰围（waist circumference，WC）和理想体重（ideal weight）3个指标。此外，随着人体成分分析仪的使用增多，体脂率（body fat percentage，%BF）也逐渐成为判定肥胖的指标。

父母和看护人应该定期为儿童测量身高和体重，做好记录，并能根据相关标准对儿童的生长发育进行评价，为儿童保留一份生长发育档案。生长发育档案不只是儿童成长的纪念品，还能及时发现儿童体重的变化，预防儿童从正常体重转为超重或肥胖；即使是已经超重的儿童也可以预防他们转为肥胖；对于那些已经肥胖的儿童，做好记录也有助于帮助他们控制体重不再增加，必要时还能为专业机构或者专业人员提供详细信息，并在他们的指导下采取干预措施，让体重逐渐回归至正常范围。

践行园

对于不同体重状况的儿童，我们也应该根据他们的营养状况来决定测量身高、体重和腰围的频率，定期监测指标变化，以跟进其生长发育情况。还没测量的家长，请您立刻动手给孩子测一下身高、体重、腰围吧。并请给您孩子制作一个体格发育监测表，列上测量时间、测量数值，绘制身高、体重和腰围随年龄变化的曲线吧！

各年龄段儿童超重、肥胖的筛查间隔		
年龄	筛查间隔	筛查内容
0～6个月	每月一次	身长、体重
7～12个月	每2个月一次	身长、体重
1～2岁	每3个月一次	身长、体重
3～6岁	每半年一次	身高、体重
7～17岁	每年至少一次	身高、体重、腰围

二、体重指数

（一）定义

20世纪80年代后，BMI备受国内外学者青睐，被认为是间接反映体脂的最理想指标。BMI是一种计算身高体重比的指标。

（二）测量和计算

1. BMI计算公式

BMI＝体重（千克）/［身高（米）］²（注意保留一位小数）

2. 身高测量方法　选择平坦靠墙的地面。儿童需要脱鞋，并以立正姿势站立在地面上，两上肢自然下垂，足跟并拢，足尖分开成60°，挺胸收腹，头部正直，两眼平视前方，眼眶下缘与耳屏上缘呈水平位，足跟、骶骨部及两肩胛间区三点与立柱

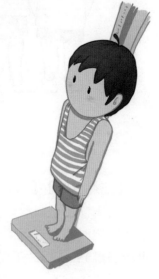

身高测量图

相接触。测量的身高为足跟到头顶点水平线之间的距离（顶头测量）。

【注意事项】①测量时，女孩应解开头顶的发辫、发结，取下饰物；②检测人员双眼应与头部顶点水平读数；③在测量时以"厘米"为单位记录，读数至小数点后一位，计算 BMI 时将单位"厘米"转化为"米"。

3. 体重测量方法 将体重秤放置在平坦的硬地面上。孩子应穿短裤、背心等轻薄衣物，站在秤台面中央。

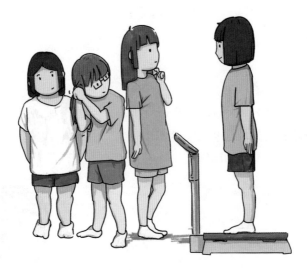

体重测量图

【注意事项】①被检查者上、下秤时动作要轻；②使用体重秤前需校正，调零；③由于体重在一天之内是变化的，可选择固定时间点进行测量（推荐在清晨、空腹、排尿排便后进行测量）；④以"千克"为单位记录体重，读数至小数点后一位。

（三）使用 BMI 评价儿童超重肥胖标准

1. 具体判断方法

（1）根据身高及体重计算出相应的 BMI 值。

（2）根据《中国 6 岁～18 岁学龄儿童青少年性别年龄别 BMI 筛查超重与肥胖界值》，结合中小学生性别、年龄判断是否属于超重肥胖。

超重：BMI 大于或等于相应性别、年龄组超重界值点且小于肥胖界值点。

肥胖：BMI 大于或等于相应性别、年龄组肥胖界值点。

中国 6 岁～18 岁学龄儿童青少年性别年龄别 BMI 筛查超重与肥胖界值（单位：千克 / 米^2）

年龄（岁）	男生		女生	
	超重	肥胖	超重	肥胖
6.0 ～	16.4	17.7	16.2	17.5
6.5 ～	16.7	18.1	16.5	18.0
7.0 ～	17.0	18.7	16.8	18.5
7.5 ～	17.4	19.2	17.2	19.0
8.0 ～	17.8	19.7	17.6	19.4
8.5 ～	18.1	20.3	18.1	19.9
9.0 ～	18.5	20.8	18.5	20.4
9.5 ～	18.9	21.4	19.0	21.0
10.0 ～	19.2	21.9	19.5	21.5
10.5 ～	19.6	22.5	20.0	22.1
11.0 ～	19.9	23.0	20.5	22.7
11.5 ～	20.3	23.6	21.1	23.3
12.0 ～	20.7	24.1	21.5	23.9

续表

年龄 （岁）	男生		女生	
	超重	肥胖	超重	肥胖
12.5 ～	21.0	24.7	21.9	24.5
13.0 ～	21.4	25.2	22.2	25.0
13.5 ～	21.9	25.7	22.6	25.6
14.0 ～	22.3	26.1	22.8	25.9
14.5 ～	22.6	26.4	23.0	26.3
15.0 ～	22.9	26.6	23.2	26.6
15.5 ～	23.1	26.9	23.4	26.9
16.0 ～	23.3	27.1	23.6	27.1
16.5 ～	23.5	27.4	23.7	27.4
17.0 ～	23.7	27.6	23.8	27.6
17.5 ～	23.8	27.8	23.9	27.8
18.0 ～	24.0	28.0	24.0	28.0

践行园

请将 BMI 的计算方法应用到下述案例中，判定儿童是否超重肥胖。

案例：

1. 某女孩，年龄为 14 岁 3 个月，身高 1.52 米，体重 56 千克，这名女孩是否超重肥胖？

2. 某男孩，年龄为 14 岁 8 个月，身高 1.52 米，体重 65 千克，这名男孩是否超重肥胖？

解析：

1. 该名女孩的体重指数是：$56 \div 1.52^2 = 24.2$。对照上表中"14.0～"这个年龄组的女生，该女孩 BMI 大于 22.8，但小于 25.9，所以她属于超重。

2. 该名男孩的体重指数是：$65 \div 1.52^2 = 28.1$。对照上表中"14.5～"这个年龄组的男生，该男孩 BMI 大于 26.4，所以他属于肥胖。

（四）BMI 评价的局限性

BMI 是在人群中判断超重肥胖最简单的方法，但却只能作为一种粗略的指标，因为 BMI 只考虑了身高和体重，不能分辨是脂肪变化还是肌肉变化，以至于不能准确反映个体的肥胖水平。如运动员或肌肉比例较高的人，尽管生活方式健康，经常运动，还是往往被归类为超重的水平。因此，BMI 不能作为诊断工具，只能作为一种筛查手段。同时，相比于全身性肥胖，腹部肥胖者患心脑血管疾病及糖尿病的风险更高，因此近年来国际上采用反映腹部脂肪蓄积情况的腰围（WC）指标用于中心型肥胖的筛查。

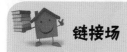

链接场

实足年龄的计算

实足年龄计算方法为调查日期减去出生日期，指从出生到计算时经历的总周年数。

示例：某学生的生日为 2000 年 9 月 25 日，调查日期为 2010 年 9 月 24 日，则其实足年龄为 9.5 岁；如果测量日期为 2010 年 9 月 25 日，则其实足年龄为 10.0 岁；如果调查日期为 2011 年 3 月 25 日，则其实足年龄为 10.5 岁。

三、腰围

腰围（WC）主要反映腹部脂肪堆积，能比 BMI 更好地反映内脏脂肪的聚集情况。腰围可以和 BMI 相结合，共同评价儿童超重和肥胖的风险。

（一）定义

腰围是指腋中线肋弓下缘和髂嵴连线中点水平位置处的体围周长。12 岁以下儿童一般可以采用脐上 1 厘米为测量平面。

（二）测量

测量腰围使用尼龙带尺。儿童自然站立，两肩放松，双臂交叉抱于胸前。家长面对儿童，将带尺经过脐上 1 厘米处（肥胖者可选择腰部最粗处）水平绕 1 周。带尺绕腰的松紧度应适宜（皮肤不产生明显凹陷）。带尺上与 0 点相交的值

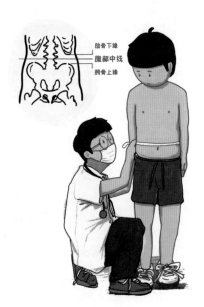

测量腰围

即测量值。以厘米为单位记录，读数精确到小数点后 1 位。

（三）判断中心型肥胖的标准

与外周型肥胖相比，中心型肥胖与心血管疾病和其他慢性病关联更加密切，因此判断儿童青少年是否属于中心型肥胖尤为重要。

1. 具体步骤

（1）根据上文介绍的测量腰围的方法测量儿童的腰围。

（2）按国家卫生健康委员会发布的《7 岁～18 岁儿童青少年高腰围筛查界值》进一步区分出是否为中心型超重或肥胖。

2. 判断标准　根据《7 岁～18 岁儿童青少年高腰围筛查界值》，如果腰围大于 P_{75} 百分位数且小于 P_{90} 百分位数，则属于中心型超重；腰围在 P_{90} 百分位数以上属于中心型肥胖。

7 岁～18 岁儿童青少年 P_{75} 和 P_{90} 腰围值（单位：厘米）

年龄（岁）	男生		女生	
	P_{75}	P_{90}	P_{75}	P_{90}
7	58.4	63.6	55.8	60.2
8	60.8	66.8	57.6	62.5
9	63.4	70.0	59.8	65.1
10	65.9	73.1	62.2	67.8
11	68.1	75.6	64.6	70.4
12	69.8	77.4	66.8	72.6
13	71.3	78.6	68.5	74.0
14	72.6	79.6	69.6	74.9
15	73.8	80.5	70.4	75.5
16	74.8	81.3	70.9	75.8
17	75.7	82.1	71.2	76.0
18	76.8	83.0	71.3	76.1

践行园

案例：小明，男孩，8 岁。用长 1.5 米，宽为 1 厘米的尼龙带尺测量小明的腰围为 67.9 厘米，请你根据测量出来的腰围判断小明是否属于中心型肥胖。

答案：小明属于中心型肥胖。

解析：首先，小明的年龄为 8 岁。查表可知 8 岁男孩腰围的 P_{75} 界值为 60.8 厘米，P_{90} 界值为 66.8 厘米，而小明的腰围为 67.9 厘米，大于 P_{90} 界值，说明小明属于中心型肥胖。

四、体脂率

肥胖是以体脂增多为基础的慢性病，然而 BMI 并不能区分脂肪和瘦体重（去脂体重），因此测量体脂肪含量能够更为精准地判断超重肥胖。

人体内的脂肪可以分为皮下脂肪和内脏脂肪两部分。皮下脂肪是皮肤和肌肉之间的一层脂肪，占人体总脂肪的绝大多数；内脏脂肪是内脏表面的脂肪，包括腹腔、盆腔等部位的脂肪。每个人体内脂肪含量一般不同，女性体内脂肪比例一般高于男性，在超重肥胖的患者中，脂肪占体重的比例可能高达 50% 以上。运动员的脂肪含量比普通人少得多。在儿童生长发育期间，尤其是进入青春期后，男生由于雄性激素分泌增加，肌肉含量增长，造成身体脂肪占体重的比例（体脂率）逐渐下降。女生则相反，由于雌性激素的增加，促进了脂肪组织的增加，使得其体脂率增高。

因此，通过体脂肪被筛出的肥胖者应通过专业诊断，才能真正确定。目前，国内外都无统一的肥胖诊断标准，各国正在制定或试行的标准都以计算体脂率（%BF）为核心指标。

（一）定义

体脂率是指人体脂肪组织重量占体重的百分比，可以用来评价肥胖程度。

（二）测量方法

测量体脂率常用的方法有皮褶厚度法、生物电阻抗法、双能X线吸收法，以及水下称重法等多种方法。但这些方法的测量原理、步骤、方法都很复杂，因此，体脂率一般是在医院或专业机构进行测量。但是有一些简单的计算方法可以帮助我们了解自己的体脂率。

（三）计算方法

BMI 与体脂含量明显相关，通过 BMI，我们可以使用以下公式计算得到体脂率。

男性体脂率（%）= 1.218×BMI － 10.13

女性体脂率（%）= 1.48×BMI － 7

（四）判定标准

6 ～ 18 岁儿童青少年体脂率判定肥胖的标准界值

性别	年龄（岁）	轻度肥胖	中度肥胖	重度肥胖
男生	6 ～ 18	20%	25%	30%
女生	6 ～ 14	25%	30%	35%
	15 ～ 18	30%	35%	40%

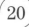

践行园

你掌握判断体脂率的标准了吗?

案例: 小明,男孩,今年12岁,经体成分仪测量出其体脂率为26%,请判断小明的肥胖程度。

答案: 小明属于中度肥胖。

解析: 小明今年12岁,男孩,因此应看上表中男生、年龄6～18岁这一行,小明的体脂率为26%,大于25%,小于30%,因此判断出小明属于中度肥胖。

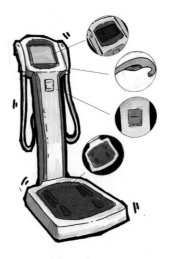

体成分测量仪

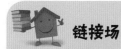

链接场

家用体脂秤测量的体脂率可靠吗？

我们目前常见的家用体脂秤大多采用生物电阻抗法，这是一种较好的体脂率测量方法，该方法简单、可行，但是测量出的体脂肪率不稳定，影响因素很多。

体脂率测量的影响因素包括以下几点。首先由于家用体脂秤上与人体接触电极片的部位有限，所以测得的体脂率存在一定的误差。其次，进食、喝水以及洗澡都会造成体脂率测量的偏差，甚至站姿的改变都可能会影响体脂秤数值的变动。最后，家用体脂秤软件的数据大部分采用了相关年龄段人群的大数据经验值作为参考，更改自己的身高、年龄、性别等基本信息会直接导致体脂率的变化。

但是使用体脂秤在家里作为自身对照还是有一定用处的，每天同一状态下测量至少能看到自己的体脂是不是有下降趋势。但如果想知道自己准确的体脂率到底是多少，还得去医院做详细专业的检测。

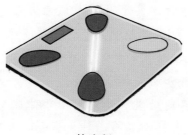

体脂秤

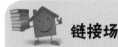

链接场

BMI 与体脂率有什么区别?

小吴,女孩,今年18岁,身高为166厘米,体重为60千克,其 BMI 值在正常范围内,但是经医院体脂检测发现小吴的体脂率为 30%,提示为体脂超标。这是什么原因导致的呢?

首先,体脂率代表的是体内脂肪含量占体重的百分比,而 BMI 并不能评估脂肪。因此判断一个人肥胖并不能仅仅只看 BMI,还应该根据体脂率等辅助指标判断。体脂率已成为衡量一个人胖瘦不容忽视的一项重要指标。

链接场

体脂率是越低越好吗?

众所周知,体脂率过高会导致肥胖、心血管疾病、高血压和某些癌症发病率的升高。生活中,应当控制好我们的体脂率。不过,不少健美健身人群一味追求高肌肉,低体脂,甚至有些人认为体脂率越低,身材就一定越好,线条就越明显。这些观点也是错误的。

脂肪是生理必需的物质,盲目追求低体脂只会造成营养不良、内分泌失调、免疫力下降,甚至出现器官功能减退等不良后果。此外,由于体脂含量过低所引起的电解质失衡还会导致心律失常和心源性猝死。

第 2 章

为什么不能长胖？

　　随着我国经济社会快速发展和人民生活水平显著提高，儿童青少年膳食结构及生活方式发生了深刻变化，加之课业负担重、电子产品普及等因素，儿童青少年营养不均衡、身体活动不足现象广泛存在，超重肥胖率呈现快速上升趋势，已成为威胁我国儿童青少年身心健康的重要公共卫生问题。本章的目的是总结儿童青少年时期肥胖的危害，告诉家长和儿童青少年为什么要保持健康体重、不能长胖。

第一节　肥胖的危害

导读台

- 肥胖对儿童的体格发育和智力发育有哪些危害?
- 肥胖对儿童运动能力有哪些危害?
- 肥胖对儿童的心理有哪些危害?
- 肥胖对儿童即时和成年后的健康有哪些危害?

知识窗

由于儿童处在生长发育的快速阶段,肥胖对儿童健康的影响与成人相比有所不同。儿童肥胖会对机体产生多方面的影响。肥胖会影响儿童正常的生长发育、损害身体器官和系统、影响智力

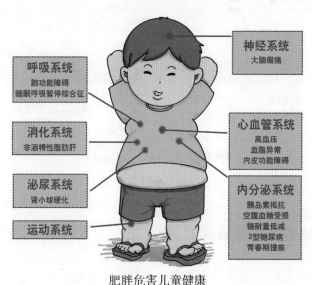

肥胖危害儿童健康

发育、降低儿童运动能力、对儿童心理造成伤害、更容易患慢性病，影响其成年后的健康，还会增加家庭及社会的经济负担。

一、影响生长发育

儿童过于肥胖会导致性发育提前，早熟。既往研究表明，超重肥胖的女孩比正常体重的女孩更早出现乳房发育，月经初潮也会提前。性早熟会加速儿童骨骼成熟，身高增长速度减缓，导致其最终身高较低。儿童肥胖还与成年期生殖系统癌症的发生有关，女孩性早熟是乳腺癌发病的一个危险因素，男孩性早熟是睾丸癌发病的危险因素。同时，有部分研究发现，男孩超重和肥胖也可能使得性发育推迟。

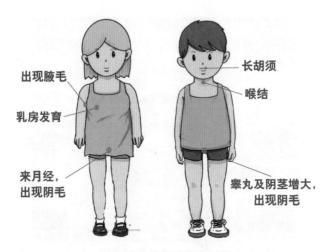

肥胖导致儿童性发育提前

二、损害身体器官和系统

儿童肥胖会导致心脏、血管、肾和肝等靶器官的早期损害。

单纯性肥胖儿童的心脏舒张功能明显低于正常体重儿童。肥胖儿童还会出现血管结构损害和血管硬度增加，以及血管内皮功能紊乱。肥胖还会导致谷丙转氨酶的升高，增加非酒精性脂肪肝的发生风险。但值得注意的是，儿童期靶器官损害多为功能性改变，具有可逆性。因此，需要采取有效的措施预防和控制儿童肥胖，降低血压、血糖、血脂和改善胰岛素的敏感性，促进早期靶器官损害的逆转。

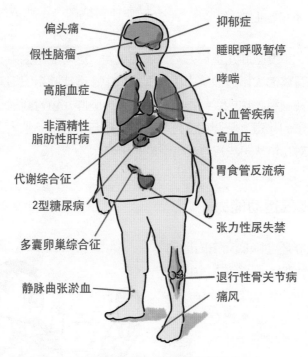

肥胖损害儿童的身体器官和系统

三、影响智力

目前，关于肥胖是否会影响儿童的智力还没有统一的结论。

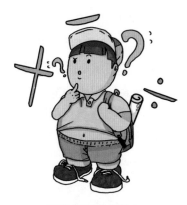

肥胖损害儿童认知

有一部分研究表明，在相同的生活环境中，肥胖儿童与非肥胖儿童的发育商和智力商无明显差异。尽管在测验中发现部分肥胖儿童在运动能区和社会适应能区项目表现惰性较大，不能积极完成，而非肥胖儿童则显得灵敏和活跃。但也有部分研究报告，肥胖儿童不仅在体育成绩、学业成绩上低于正常儿童，智力表现也低于正常儿童，重度肥胖儿童智力测试表现更差。这可能是因为，肥胖儿童的身体内大量血液集中于周围组织中，造成脑组织相对缺血缺氧，使脑组织功能受到影响，从而造成肥胖儿童智商低于体格发育正常的儿童。肥胖程度越高，对认知与智力影响越大，而轻度肥胖对儿童认知与智力没有明显的影响。

四、降低运动能力

肥胖还会降低儿童的运动能力。比如，肥胖对儿童自然行走的步态运动学特征存在影响，与正常儿童相比存在差异性，肥胖给身体增加了负担，足部关节、肌肉、身体姿势控制能力下降，平衡稳定性差。在体能测试中，超重肥胖儿童自觉躯体功能和实际运动能力均显著低于非超重肥胖学生。

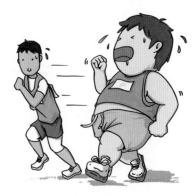

肥胖降低运动能力

五、心理伤害

肥胖引起相关的心理行为问题比较普遍。从总体上讲，肥胖儿童的行为问题发生频率高于正常儿童，并且随着肥胖度的增加，发生的频率和种类也相应增多，在表现形式上往往有性别差异。肥胖男童情绪稳定性差、易激惹，多动、违纪、攻击性行为、强迫、敌意等行为因子得分高，部分还有行为幼稚倾向。肥胖女童则在自卑感、协调性、情绪变化、抑郁性方面的得分高于正常体重女童，且肥胖度越大，其攻击性明显更强，并且自卑、畏缩、易猜疑也有类似的倾向。这些肥胖儿童的自我意识水平低，感知问题也多于正常儿童，常常以各种身体不适来回避参加集体活动和体育锻炼，有的甚至因自己体型不美而辍学，更有甚者，为了减肥而采用拒食、食后呕吐、服泻药等手段，最后导致神经性厌食。肥胖儿童常遭到冷落，成为同学取乐的对象，这会严重挫伤他们的自尊心，从而逐渐产生退缩、回避、自卑心理，造成性格内向，自尊心、自信心降低，继而不能积极主动参加各种集体活动，表现出社会适应能力、社会交往能力下降的个性心理特征和行为特征。

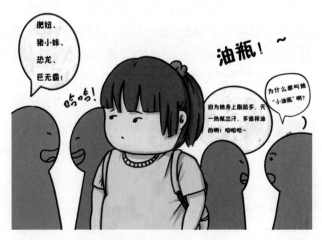

肥胖影响儿童心理发育

六、容易患病

在过去的几十年里，儿童肥胖和儿童哮喘的患病率都在增加，流行病学的证据表明肥胖会增加儿童哮喘的风险和发病率。而且肥胖的哮喘患儿比非肥胖哮喘患儿的症状重，需要急救的比例更大，抢救时间也较长，从哮喘急性发作状态到恢复正常所需时间更多。

肥胖儿童睡眠障碍相关症状的发生率较高，肥胖儿童平均每小时睡眠呼吸暂停低通气指数明显大于超重和正常体重儿童。睡眠时，肥胖儿童的平均血氧饱和度、最低血氧饱和度均低于超重和正常体重儿童。

儿童肥胖是影响心血管结构和功能的危险因素。BMI 超标者血压偏高的风险显著高于正常体重的儿童青少年，体重指数偏高是血压升高的独立危险因素。当前社会对儿童血压的筛查还不够重视，但血压异常对健康的危害却不能忽视，肥胖儿童多数在成年后可能会被高血压所困扰。此外，血压异常多伴随中、重度的肥胖。

随着儿童青少年肥胖率的增加，肥胖相关的糖脂代谢紊乱（如血脂异常、糖尿病）呈现低龄趋势。超重肥胖是引起儿童青少年血脂紊乱、血糖升高的重要危险因素。胰岛素抵抗是儿童肥胖相关的最常见的代谢改变。有研究表明，肥胖（尤其是腹型肥胖）是影响儿童青少年胰岛素抵抗的主要危险因素，肥胖儿童青春发育期胰岛素抵抗更严重。胰岛素抵抗的儿童青少年更易出现血糖升高。

七、危害成年后的健康

儿童处于生长发育的特殊时期，这一时期儿童青少年的身心都发生着巨大变化,但又未完全成熟。如果此时期的超重和肥胖未被控制,很大程度上可能发展为成年肥胖,并为后期慢性病的发生埋下隐患。有研究表明,肥胖儿童成年早期的死亡率是普通儿童的 3 倍,他们更容易出现焦虑和抑郁。青春期超重是肾细胞癌发病的重要危险因素。儿童期超重的女性成年后乳腺癌的风险将增加。2012 年,全球约有 3.9%(54 万例)的癌症归因于肥胖。过去几十年来,全球人群体重超标和相关癌症的负担一直在上升。

八、增加经济负担

由于肥胖所致的健康问题可造成巨大的经济负担。官方统计数据显示,2010 年,中国超重和肥胖造成的直接经济负担占当年卫生总费用的 4.5%,政府需要为治疗肥胖及肥胖所导致的疾病承受巨大的财政负担。2000—2025 年,中国因肥胖所导致的间接损失将达到国民生产总值的 3.6% ~ 8.7%。如果不采取预防控制措施,预计至 2030 年,由超重及肥胖所致成人肥胖相关慢性病直接经济花费将增至 490.5 亿元 / 年。

链接场

科研数据解析肥胖危害

⊗ BMI 偏高的女童在 8.0 ~ 9.6 岁这一阶段乳房发育的比例更高,而在 8.0 ~ 10.2 岁时,阴毛初现的比例更高,同时月经初潮的时间平均提前了 10 个月。

⊗ 超重肥胖男童会出现睾丸容积增大,青春期启动时间提前,男童性早熟是睾丸癌发病的危险因素。

☺ 肥胖儿童的身体素质相对于正常儿童来说较差，肥胖儿童的仰卧起坐、立定跳远、坐位体前屈、50米跑的成绩都要比正常儿童差。

☺ 肥胖儿童到成年时仍然肥胖的风险至少增加25% ～ 50%。

☺ 儿童期肥胖与糖尿病风险的研究结果显示，肥胖儿童成年后发生糖尿病的风险是正常体重儿童的2.7倍，儿童期至成年期持续肥胖的人群发生糖尿病的风险是体重持续正常人群的4.3倍，儿童期至成年期持续肥胖的人群发生代谢综合征的风险是体重持续正常人群的9.5倍。

第二节　肥胖的现状和趋势

导读台

- 肥胖的现状如何？
- 肥胖的趋势是不是在增长？

知识窗

一、全球儿童肥胖流行趋势

2016年，有1.24亿儿童和青少年受到肥胖的影响，其中有5000万名女孩和7400万名男孩，女孩肥胖患病率为5.6%，男孩肥胖患病率为 7.8%。全球儿童超重肥胖率仍处于高水平，但是在许多高收入国家，BMI 上升趋势已经趋于稳定。其中拉丁美洲中部地区 BMI 每 10 年增加 1.00 千克 / 米²，玻利尼西亚和密克罗尼西亚 BMI 每 10 年增加 0.95 千克 / 米²。但在亚洲地区 BMI 正处于加速增加状态，这也就表明了超重、肥胖的流行在大多数国家迅速增加，一些中低收入国家增幅较大。因此预防及控制超重、肥胖一直是全球公共卫生部门的重要任务之一。

预计到 2025 年，全球儿童超重人数可能有 2.68 亿，其中包括 9100 万肥胖人群。中国 2025 年儿童超重人数将达到 4850 万。预计到 2030 年，中国 7 岁及以上学龄儿童超重及肥胖检出率将达到 28.0%，人数将达到 4948 万。

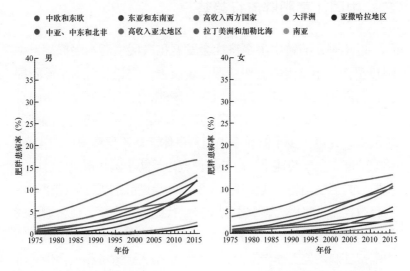

1975—2016 年全球儿童青少年（5～19 岁）肥胖患病率的区域趋势

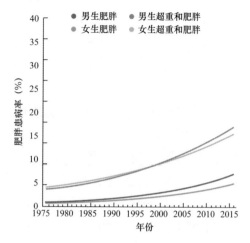

1975—2016 年全球不同性别儿童青少年超重和肥胖发展趋势

二、中国儿童肥胖流行趋势

近年来，随着中国经济社会发展和人民生活水平提高，中国儿童青少年营养与健康状况逐步改善，生长发育水平不断提高，营养不良率逐渐下降。但与此同时，由于儿童青少年膳食结构及生活方式发生深刻变化，加之课业负担重、电子产品普及等因素，儿童青少年营养不均衡、身体活动不足现象广泛存在，超重肥胖率呈现快速上升趋势，已成为威胁中国儿童身心健康的重要公共卫生问题。儿童青少年时期超重肥胖增长趋势如果得不到有效控制，将极大影响中国年轻一代的健康水平，显著增加成年期肥胖、心脑血管疾病和糖尿病等慢性病过早发生的风险，给中国慢性病防控工作带来巨大压力，给个人、家庭和社会带来沉重负担。

中国儿童的超重、肥胖率的变化可分为以下 4 个阶段。①初始期：1985—1995 年，学生超重、肥胖检出率开始出现增长的势头。②上升期：1995—2000 年，超重及肥胖年均增长率进一步提升。③平台期:2000—2010 年,城市男、女生超重、肥胖检出率的增长速度逐渐放缓,但乡村男、女生检出率的增长速度仍在进一步提升。④迅猛期:2010—2014 年,肥胖检出率年均增长值在城市男生、城市女生、乡村男生、乡村女生 4 个群体中分别为 0.62%、0.42%、0.79% 和 0.49%,达到 1985—2014 年各阶段肥胖检出率年均增长值的最大值。

2014 年,中国 7 ~ 18 岁学生的超重及肥胖检出率为 19.4%,男生超重及肥胖检出率为 24.2%,女生为 14.6%,男生高于女生;城市学生超重及肥胖检出率为 22.3%,乡村学生为 16.5%,城市高于乡村。2015 年,中国香港特别行政区卫生署学生健康服务中心数据显示,香港小学生超重和肥胖率 18.7%,中学生超重肥胖率 19.4%。2015 年,中国澳门监测结果显示,7 ~ 22 岁儿童青少年超重和肥胖检出率分别为 12.9% 和 9.7%,其中,男生超重和肥胖检出率分别为 14.6% 和 11.5%,女生分别为 10.8% 和 7.6%。

国家卫生健康委员会发布的《中国居民营养与慢性病状况报告(2020 年)》显示,中国 6 ~ 17 岁儿童青少年超重、肥胖率加起来将近 20%,6 岁以下儿童超重、肥胖率加起来达 10%。从城乡看,6 ~ 17 岁儿童青少年超重率和肥胖率均表现出城市高于农村,6 岁以下儿童超重率表现出城市略高于农村,但肥胖率方面,农村超过城市。与 2015 年发布的报告相比,不管是 6 ~ 17 岁儿童青少年还是 6 岁以下儿童,指标数值都在上升。这说明,超重肥胖已成为影响中国儿童青少年身心健康的重要公共卫生问题。为切实加强儿童青少年肥胖防控工作,有效遏制超重肥胖流行,促进儿童青少年健康成长,国家六部委发布了《儿童青少年肥胖防控实施方案》,提出了以 2002—2017 年超重率和肥胖率年均增幅为基线,2020—2030 年 0 ~ 18 岁儿童青少年超重率和肥胖率的年均增幅在基线基础上下降 70%,为实现儿童青少年超重肥胖零增长奠定基础。

第 **3** 章

为什么会肥胖？

　　儿童肥胖正成为一个日趋严重、全球关注的公共卫生问题。临床研究表明，肥胖儿童普遍自我意识受损，自我评价低，幸福与满足感差，内向、社会适应能力低，运动能力、身体平衡、生活自理、劳动技能差。儿童为什么会肥胖呢？本章的目的是帮助家长了解肥胖发生的原因，有助于理解如何做好儿童肥胖的预防与控制。

第一节　有一种胖叫"天生胖"

导读台

- 儿童出现"天生胖"的原因有哪些？
- 遗传因素与儿童"天生胖"有哪些联系？
- 孕期的不良生活习惯会导致儿童出现"天生胖"吗？

知识窗

在生活中，不少家长会有一种误解，他们认为孩子出生后婴儿肥是小孩身体健康的表现，甚至认为婴儿越胖身体越棒。其实，这种传统观念是不对的。"天生胖"除了给孩子的成长路上带来自卑之外，更潜藏着疾病的风险。肥胖可导致循环、呼吸、消化、内分泌、免疫等多系统损害，甚至小小年纪就患上了"三高"、脂肪肝等"老年病"，且儿童肥胖极易发展为成年肥胖，导致代谢紊乱，引发疾病。除此以外，肥胖还会影响儿童青春期发育，危害呼吸系统及骨骼，对心理、行为、认知及智力产生不良影响。

为什么会有一些儿童出现"天生胖"？

儿童"天生胖"受多种因素影响，大量家族聚集性以及双生子试验都发现遗传因素是导致儿童"天生胖"的主要原因之一。美国哥伦比亚大学曾针对 132 名 3 ～ 17 岁的双胞胎进行研究，在这 66 对试验人群里，每对基本一样胖，BMI 和体脂率相似。该研究提示，儿童的身体成分在出生前基本已经被确定了80%。换句话来说，如果父母肥胖，孩子出现"天生胖"的概率就很大。

那么遗传因素是如何导致儿童出现"天生胖"的呢?

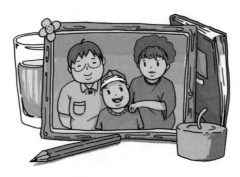

儿童肥胖可能遗传自父母

（一）遗传基因的表达

近年来，越来越多的肥胖基因位点被识别，目前已识别出超过 200 个与肥胖相关的基因位点。这些基因位点分别有着不同的功能，如调节能量消耗的基因、调节能量摄入的基因、调节脂肪细胞储存的基因，这些基因在个体中的表达有所不同。"天生胖"的儿童中有很多呈现家庭聚集性，父母中有一人肥胖，则子女有40% 肥胖的概率，如果父母双方皆肥胖，子女可能肥胖的概率升高至 70% ～ 80%。另外，"天生胖"的儿童中有 3% ～ 5% 属于继发性肥胖。比如有的儿童生来就存在缺陷或内分泌系统失调，像甲状腺功能减退，就会直接导致他们生来就有比别人更容易发胖的体质。

（二）遗传在很大程度上会决定个体的基础代谢率

基础代谢率（basal metabolic rate，BMR）是指人体在清醒而又极端安静的状态下，不受肌肉活动、环境温度、食物及精神紧张等影响的能量代谢率。对于两个体重相仿的儿童来说，由于受遗传因素的影响，个体间能量消耗的差别可达 40% 以上。

（三）孕期的肥胖遗传风险

研究表明，母亲孕前处于肥胖或糖尿病状态，孕期体重超标或患糖尿病（即妊娠期糖尿病），都更容易生出肥胖的宝宝。这是为什么呢？

1. 节俭基因型的存在　1962 年，Neel 提出糖尿病的节俭基因型理论。在远古时期，由于食物供应的不确定性和食物不能被长期保留，人类的食物摄入形式基本上是"饱一顿，饥几顿"，那些能够在最大程度上有效利用食物的个体具有生存的优势。在经历了反复的饥荒选择之后，那些具有生存优势（即在利用能量上最"节俭"）的个体被自然选择保留下来。

传统的饮食生活习惯，造就了这种节俭基因的保留。虽然基因可以随着生活的变化而逐渐演变，但是近几十年来经济飞速发展，人们的物质生活大大丰富，以摄入的营养举例，已经远远快过与节俭基因相适合的发展节奏，导致我们的身体一下子无法适应。因此，从前让我们生存下来的"节俭基因"也使得今天的我们更容易肥胖起来。对于孕妇来说，也是这样，如果孕期膳食结构不合理，食物的供给超过了身体的需求，导致孕期增重太多，或者孕期出现妊娠期糖尿病等，这都将增大巨大儿的发生风险。从这个角度来讲，孕妇怀孕期间过度补给，摄入超量的高营养、高能量食品，并不科学。

2. 孕妇肥胖容易导致基因表达异常　波士顿加斯林糖尿病中心的研究团队发表的最新研究成果表明，相比于正常孕妇，肥胖孕妇所生婴儿的脐静脉内皮细胞存在基因表达异常的现象，这一缺陷会对婴幼儿的能量代谢产生负面影响，从而增加他们肥胖的风险。

研究人员纳入健康的巴西产妇（没有糖尿病病史）作为研究对象，收集婴儿的脐带组织。其中，24 位产妇属于肥胖或超重状态（怀孕前 BMI 超过 25 千克 / 米^2），13 位产妇体重正常。研究人员之所以选取脐带组织作为研究样本，是因为脐带负责从母体向胎儿传递氧气和必需的营养物质，是联络母体和胎儿的重要窗口。

研究结果发现，来源于超重孕妇的脐静脉内皮细胞中负责线粒体的基因以及调节脂质代谢的基因表达量都相对降低。研究还表明，肥胖风险的增加可能与孕妇血液中某些脂类物质（脂肪及其他不溶于水的化合物）的表达量有关。

当研究人员分析胎儿脐带血组织中的血液样本时发现，孕妇孕期肥胖会改变体内线粒体和脂质代谢相关基因的表达。这些基因表达异常的模式与一些已知的肥胖、胰岛素抵抗、2 型糖尿病的致病机理类似。这意味着，婴儿出生时就已经携带了代谢异常基因，且来源于其母亲。

3. 孕妇肥胖容易导致婴儿基因突变　英国一项最新研究表明，如果母亲怀孕期间饮食失控，体重超标，胎儿更可能发生影响身体脂肪储存的关键基因突变，进而增加肥胖的风险。英国南安普顿大学研究员凯伦·利克罗普及其研究团队采集了 1500 名婴儿脐带血样，进行了为期 6 年的跟踪调查。结果发现，在首次怀孕的母亲中，孕期超重的母亲更可能生下带有突变基因的孩子。研究指出，母亲孕期体重超过推荐值会导致胎儿 DNA 改变，影

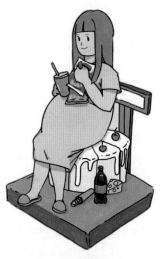

孕期肥胖易造成胎儿
基因突变

响身体一生中储存脂肪的方式，增加肥胖风险。越来越多证据表明，改善饮食、积极锻炼等方式可逆转基因突变。

　　虽然遗传因素在一定程度上影响肥胖的发生发展，然而不同于某些受单基因控制的疾病。人类肥胖基因是复杂的多基因系统，伴有基因-基因、基因-环境的相互作用。遗传与环境因素有交互作用，即具有肥胖倾向的人群只有处在致肥胖环境中，肥胖才得以发生。因此，消除或改变致肥胖环境至关重要。遗传性肥胖儿童可以通过健康的生活方式达到减轻体重的目的。

第二节　不良生活方式

导读台

● 哪些不良生活方式会导致儿童出现肥胖？
● 静态活动时间过多也会导致儿童肥胖吗？

知识窗

　　不良的生活方式是儿童超重肥胖的重要原因之一，不利于儿童的健康成长。那么接下来让我们一起来了解一下，哪些生活方式是造成儿童肥胖的主要原因。

一、膳食结构不合理

　　就个体因素而言，儿童膳食结构不合理，像不吃或很少吃早餐，牛奶、水果摄入过少，含糖饮料、高能量低营养价值的食物摄入过多，吃较多的油炸食品，都容易诱发儿童机体代谢紊乱，打破机体能量代谢平衡，导致儿童肥胖。

　　合理的膳食结构是根据膳食营养素参考摄入量而确定的食物摄入种类、数量和比例，能够为机体提供所需的能量和各种营养素。合理的膳食结构不仅可维持机体正常营养和健康状况，而且有助于预防和控制肥胖及相关慢性病的发生与发展。

　　如今，方便快捷的快餐成为很多家长的选择。快餐通常是高盐、高糖、高脂肪的，儿童长期食用会导致膳食结构不合理。近年来，中国城市儿童每月吃快餐次数明显上升。北京大学公共卫生学院的马冠生教授曾指出，1998 年，每月吃 4 次以上快餐的儿童比例为 1.9%；在 2008 年，这一比例已达 16.2%。而每月吃 4 次以上快餐的儿童，其肥胖率明显高于吃快餐频次较低的同龄人。有研究指出，长期吃快餐的危害不可低估。其原因显而易见：西式快餐主要由肉类、煎炸食品和含糖饮料组成，能量较高，但维生素、膳食纤维较少。相对西式快餐，中式快餐虽然在食物搭配上较为合理，但在制作过程中使用的油盐也常多于家庭自制的食品。因此，家长应该尽量在家给孩子准备食物，尽量少放油、盐、糖。如果不能避免吃快餐，也要尽量选择蔬菜、水果等含量相对丰富的食物，少吃煎炸食品、少喝含糖饮料。如果某一餐吃了较多的高能量食品，如油炸食品，其他餐次应适当减少主食和动物性食物的食用量，增加新鲜蔬菜、水果的摄入量，同时应适当增加身体活动量。

　　经常饮用含糖饮料也会引发肥胖。一项调查发现，2008 年城市儿童含糖饮料日均饮用量为 715 毫升，而家庭一直是其最常喝饮料的场所。因此控制儿童的饮料摄入，家长应重视并发挥重

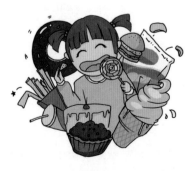

膳食结构不合理易造成肥胖

要作用。含糖饮料是指在制作过程中添加了单糖或双糖，含糖量在 5% 以上的饮料。目前市场上一半以上的饮料为含糖饮料，而含糖饮料是典型的高能量食品。举个例子，一听 330 毫升含糖饮料所含的能量大约是 150 千卡，这是一个体重 50 千克的儿童跑步 30 分钟或快走 75 分钟才能消耗的能量。研究还指出，儿童经常喝含糖饮料会增加龋齿的发生风险。因此，家长尽量少买或不买含糖饮料，提醒孩子少喝或不喝含糖饮料，更不能以饮料代替水。

二、饮食行为不健康

一些不健康的饮食行为也容易导致肥胖，如吃饭时看电视，进食时不专注。有研究表明，人们在看电视时，平均每小时会增加 160 千卡以上的能量摄入。一些家长有边吃饭边看电视的习惯，儿童就会跟着一起看；或者为了让儿童好好吃饭，有的父母会选择在吃饭的时候给儿

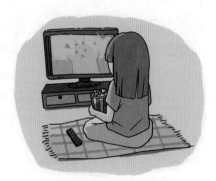

看电视时吃零食易造成肥胖

童看电视，哄儿童吃饭。这样会让儿童一心二用，吃饭的时候不能专心，会造成消化不良，影响吸收。而且在看电视的时候，由于过于专注，可能会造成过度进食，饭量变大，从而引发肥胖。

三、身体活动少

人体内的能量是平衡的。通俗的描述就是，吃的能量比消耗的能量多，体重和脂肪就会增长；吃的能量比消耗的能量少，体

重和脂肪就会减少。严格的公式则是：摄入能量＋人体分解提供的能量＝消耗能量＋人体合成所消耗的能量。我们身体消耗的能量可以分为基础代谢、身体活动、食物热效应三个方面。基础代谢最为强大，占人体总能量消耗的 60% ～ 65%，身体活动占总能量消耗的 25% ～ 30%，食物热效应占 5% ～ 10%。因此，儿童在摄入大量高能量的食物后却很少进行身体活动，会导致能量失衡，即摄入的能量大于消耗的能量，便出现超重肥胖。

目前室内娱乐活动越来越丰富，如看电视、玩网络游戏。缺乏身体运动成为儿童超重肥胖的重要原因之一。随着对健康的重视，人们越来越意识到身体活动在儿童成长过程中的重要性。然而，WHO 的一份报告显示，全世界 11 ～ 17 岁的儿童中，4/5 身体活动水平未达到推荐水平，且在绝大多数国家男孩的活动量比女孩大。WHO 曾指出身体活动不足会影响儿童的身心健康以及大脑发育和社会技能等，因此，儿童达到一定的身体活动水平十分必要。身体活动主要包括体育活动（武术、体操、游泳、田径、球类运动等）、交通方式（步行或骑自行车）和家务劳动（打扫卫生、做饭或洗衣服）。

很多国家也对儿童身体活动水平给出了具体建议。例如英国公共卫生署建议 5 ～ 18 岁的儿童青少年每天运动 60 分钟，WHO 也给出每天应做 60 分钟中等及以上强度身体活动的建议。但目前来看，在全球范围内儿童身体活动不足还是非常普遍的，无论是贫穷还是富裕的国家或地区都有相当多的儿童没有达到推荐水平。

到底是什么原因使儿童的活动量普遍减少了呢？是他们变懒了吗？其实，很重要的一个原因是大家对儿童运动的重视不足。人们总是鼓励儿童努力学习，以至于他们把大量的时间花在完成作业和学业上，过于强调儿童的学习成绩而忽视了身体活动。那么缺乏身体活动的儿童应如何增加运动量呢？我们建议循序渐进地增加身体活动量，最终实现上述的推荐水平。可以考虑从较少的活动量开始，逐渐增加活动持续时间、频度和强度。

链接场

2021 年，国家卫生健康委员会发布了《中国人群身体活动指南（2021）》，提出了 6 ～ 17 岁儿童的身体活动建议。

❀ 每天进行至少 60 分钟中等强度到高强度的身体活动，且鼓励以户外活动为主。

❀ 每周至少 3 天肌肉力量练习和强健骨骼练习。

❀ 减少静态行为，每次静态行为持续不超过 1 小时；每天视屏时间累计少于 2 小时。

四、静态活动时间过多

静态活动时间过多也可能会导致儿童肥胖。静态活动包括看电视，做家庭作业，读书、写字或画画，玩玩具车、木偶、棋类等，玩游戏机或电脑游戏，浏览网页或聊天。这些静态活动能量消耗非常低，如果儿童每天有较长时间的静态活动，即使达到了一定的身体活动量（即 60 分钟的中高强度身体活动），依然会对健康产生不利的影响。

看电视是课余时间中最常见的静态活动。儿童在看电视时可能会频繁地暴露在不同的食物信息中，这会对儿童的饮食有诱导作用。进食时如果在看电视，孩子的饱腹感反应会变迟缓，从而改变了儿童对食物的选择，甚至增加食物摄入量。美国一项研究指出，2 ～ 11 岁儿童每年会暴露在 25 600 个广告中，大部分的食品广告是高盐、高糖、高脂肪和低营养价值的食物。儿童每增加 1 小时的看电视时间就会多接触大约 11 种食品广告。

因此看电视较多的儿童更容易选择广告中的食品。大量研究显示，广告影响了儿童的食物喜好与选择，如儿童看电视较多、使用电脑较多和含糖饮料的饮用频率呈正相关，与水果、蔬菜的摄入量呈负相关，且看电视时间较长（每天超过 2 小时）的儿童更容易选择高能量的食物。除此之外，儿童看电视时间较长也会增加高能量食物的消耗量。研究已经证明，看电视的时间长短会影响肥胖的发生风险，并与高胆固醇水平的升高有关。因为看电视时通常处在低能量消耗状态，并伴有不良的饮食习惯（如过度食用点心），因此会增加不良健康结局的风险。也有学者认为，过度看电视或玩电脑会影响儿童饱感中枢内部信号的传导，从而导致儿童过量进食。还有研究表明，儿童看电视或电脑的时长与儿童 BMI 增长或发生肥胖的风险呈正相关。基于这样一些证据，目前已经有很多国家针对儿童电视食品广告的播放立法。

除看电视外，数字游戏的兴起也是导致观看屏幕时间增加的一个重要原因。儿童通过手机、平板电脑、电脑轻松上网玩游戏，其屏幕暴露时长前所未有。电子革命彻底改变了儿童的生活方式，他们越来越长的时间待在屋子里，而不是户外，甚至是在室内的椅子上就可以做很多事。有研究表明，活动量多的儿童身体更好，在学校的表现也更好。因此我们应该为儿童青少年创造更有利的条件，让儿童走出去、多参加活动，拥有活跃健康的生活。如今，中国儿童大部分时间用于静态活动，身体活动相对较少。家庭和学校应该联合起来制

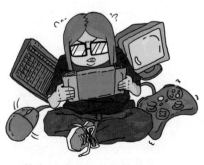

静态活动时间过长易造成肥胖

定有效的措施，减少静态活动，增加身体活动，降低儿童肥胖和慢性病的发生风险。

五、睡眠不足

睡眠不足会给儿童的成长带来诸多不良影响，会使儿童免疫力下降，同时还会影响儿童的体重。处于发育期的儿童每天至少需要 9 小时的睡眠。由于课业负担重，很多儿童的睡眠时间远远低于 9 小时，已经严重影响其身心健康发展。那么，睡眠不足是如何引起儿童肥胖的呢?

睡眠不足会引起人体内瘦素分泌量降低，这种激素有助于分解油脂、降低食欲。因此长期睡眠不足，会导致饮食习惯慢慢发生变化。一些研究证实，睡眠不足会让我们的大脑发出指令——多吃点食物来补偿。英国伦敦大学学院的一项研究指出，睡眠不足 11 小时的儿童与睡眠能达到 11 小时的儿童相比，前者比后者更想吃合自己胃口的食物，且前者比后者更易发胖。这其中可能的原因是，睡眠不足的儿童白天很可能不愿意活动、不愿意参加体育运动，且睡眠不足容易导致情绪烦躁，常常会通过吃不健康食品来缓解情绪。另一项研究观察了 519 名新西兰儿童，从他们出生的时候就开始追踪这些儿童的各项指标，排除看电视时间和运动的因素之外，发现每天睡眠时间少于 9 小时的儿童，肥胖的发生率明显高于睡眠时间充足的儿童。这些研究再次证明，睡眠时间与肥胖的发生率有关联。

其次，睡眠不足还会导致人体荷尔蒙（即激素）分泌失调。研究人员对 785 名三年级小学生进行了一项研究，受试者中一半是女孩。研究人员通过随访儿童家长了解受试者的睡眠情况。结果表明，受试者到六年级时，有 18% 的儿童发生肥胖，在排除其他影响肥胖的因素（如遗传、家庭生活质量和种族）后，睡眠时间与人体荷尔蒙分泌存在明显关联。睡眠时间越少，人体荷尔蒙分泌越容易失调，也就越容易发生肥胖。

从另一个角度看，保证儿童足够的睡眠也可以预防肥胖。睡眠如同食物一样，对儿童的健康同样重要。应保证儿童每晚睡眠充足，预防肥胖，促进健康。

现今社会美味而又高能量的食物唾手可得，不管对成年人还是儿童来讲，睡眠不足都会让人报复性地想多吃此类食物。如果儿童已经出现超重肥胖，为了防止儿童进一步发胖，可考虑让睡眠不足的儿童少看到合胃口的食物，以防摄入过多。

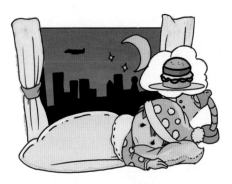

睡眠不足会引起肥胖

第三节　难以抵挡的外界诱惑

导读台

- 为什么有些家庭的儿童更容易长胖？
- 社区环境不佳是儿童肥胖的原因吗？
- 看食品广告也会增加肥胖风险吗？

知识窗

一、家庭饮食作息环境

多吃水果蔬菜、少看电视、作息习惯健康的家庭环境，可以将儿童肥胖的遗传风险降低一半。双生子（即双胞胎）研究是最经常被使用的研究，它能够通过比较同卵双生子和异卵双生子之间在肥胖发展上的相似程度，来了解遗传和环境因素对肥胖发展的影响程度。同卵双胞胎拥有 100% 的相同基因，这说明他们的肥胖遗传风险完全相同；异卵双胞胎有 50% 的相同基因，说明他们的肥胖遗传风险有一半相同。伦敦大学学院的科学家于 2013 年 7—10 月对这两类双胞胎进行了追踪研究，发现环境可以改变这些肥胖基因对 BMI 的影响。当儿童所在家庭的水果和蔬菜摄入较少，并且花更多时间看电视时，遗传因素占其肥胖原因的86%；然而，当家庭中饮食更健康、进行身体活动的时间更长时，遗传因素只占其肥胖原因的 39%。这项研究也提示，如果儿童生活在鼓励过度摄入能量和低身体活动的致肥胖环境中，对肥胖的遗传易感性将达到最高。换言之，肥胖基因就像一杆枪，是环境扣下了扳机，而健康的家庭环境可以克服遗传因素的影响。

二、预包装食品

预包装食品是引起儿童肥胖的重要因素之一。乔治全球健康研究所食物政策部门的研究员曾在一份声明中提到："在全球范围内，我们都在吃越来越多的加工食品，这是一个令人担忧的问题，因为我们的超市货架上摆满了含有高脂肪、高糖和高盐的预包装食品，这可能会让我们生病。"

预包装食品是指预先定量包装或制作在包装材料和容器中的食品,不仅包括儿童喜爱的膨化零食和蛋糕,还包括家长为了方便省事购买的自热火锅、冻虾等仅需简单加工就能食用的食品。如果家中有很多预包装食品,儿童就很可能会拿这些含有高脂肪、高糖和高盐的食品作为零食。我们在评估儿童一天的能量摄入时也应考虑零食提供的能量。零食所提供的能量和营养不如正餐全面、均衡,所以吃零食的量不宜过多。如果儿童忽视来自零食的能量,在聊天、看电视或听音乐时不停地吃零食,结果不知不觉中摄入了较多的能量,就会导致肥胖。

三、与零食挂钩的奖惩手段

《美国临床营养学杂志》(*American Journal of Clinical Nutrition*)的一项研究表明,那些在儿童小时候经常用食物当成奖励或惩罚手段的家庭,儿童未来会有情绪驱动下的暴饮暴食行为。以往很多研究注意到了儿童经常吃零食是一种不良的饮食行为习惯,可导致肥胖,但恰恰忽视了他们养成吃零食的习惯很有可能是来自于家长日常生活中的不良行为。很多父母都会用食物作为对孩子表现好时的奖励以及孩子难过时的安慰。比如,当孩子荣登期末考试的"光荣榜"或者赢得一场比赛时,父母可能会用糖果或冰淇淋来表达对孩子的称赞和奖励。同样,当孩子感到沮丧时,父母也可能会给他们买饮料作为安慰。原因很简单:儿童非常喜欢那些咸咸甜甜的食物,而获取这些食物也很容易,因此用食物作为奖励可能是最便捷有效的方法。家长可能会认为这样做没什么坏处;但研究指出,这些零食以高脂肪、高糖的快餐、甜点、软饮料、膨化食品为主,经常食用这样的食品,可导致能量的摄入与消耗失衡,多余的能量以脂肪的形式储存于体内而引起肥胖。

经常把食物作为对儿童的奖励是有风险的。用食物奖励和安慰儿童会导致儿童在不饿的时候暴饮暴食，这也增加了儿童试图通过进食来处理情绪的概率。大量研究表明，当父母用食物奖励行为时，孩子们每天摄入了更多的卡路里、碳水化合物和脂肪。法国的一项研究也发现，用食物作为奖励的母

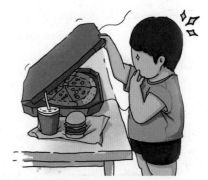

常吃高糖、高脂肪快餐
会增加肥胖风险

亲会刺激儿童暴饮暴食的倾向。总之，鼓励儿童的方法有很多，可以是真诚赞扬，可以是满足合理要求，也可以是准备惊喜小礼物，但不应该将零食作为奖惩手段。

四、社区的体育锻炼环境不足

当能量摄入超过消耗时，儿童体重便会增加。社区环境对肥胖存在的显著影响，主要表现为促进或阻碍身体活动、健康饮食，从而影响能量消耗和摄入的平衡。良好的环境可以促进儿童身体活动、优化出行方式、减少久坐行为、改善饮食结构等，从而减少肥胖的发生。

欧美一项研究结果表明，居住在高密度社区的儿童具有较低的肥胖风险，原因是高密度伴随着紧凑的土地开发，可以减少出行起点和目的地之间的距离，并减少对交通工具的依赖。但中国的研究得出了不同的结论，即随着人口密度的增加，儿童肥胖的风险增加。可能的原因是，中国高密度的城市发展压缩了开放空间和公园，只留下很小的空间可用来步行和进行其他活动，减少

了身体活动；高密度也会导致交通拥堵、道路安全性降低和环境污染等问题，从而增加肥胖的风险。无论如何，这些研究都提示社区环境会影响儿童肥胖的发生，应减少乘坐私家车、公共交通工具。

　　社区的公共空间是儿童主要的校外体育锻炼场所。有数据显示，超过 90% 的儿童每周都会在社区进行户外活动，并且超过 40% 的儿童会在社区进行 30 分钟以上的运动。由此可见，大多数儿童会在社区进行户外运动，而良好的社区环境对于儿童的户外活动至关重要。研究表明，社区体育活动或公交设施越完善，居住地离健身场所、公园、公交地铁站等距离越近，儿童的肥胖风险越低。这可能是因为到达这些场所十分便利，提高了儿童的运动时长。

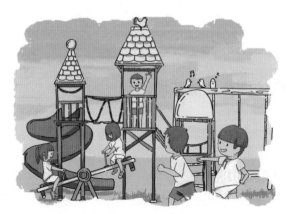

社区活动环境与儿童肥胖相关

五、社区附近的快餐环境

　　社区附近的快餐店和食品零售设施越多，儿童肥胖的风险越高。一项调查显示，儿童所居住社区周边有 3 家以上快餐店的比例为 44.22%，仅有 10.44% 的儿童所居住社区周边没有快餐店。可以看出，大部分儿童所在社区及其周边都或多或少存在快餐店，而这也为儿童吃快餐提供了便利，增加了超重肥胖的风险。一项研究发现，社区附近快餐店密度提高 1 个标准差会导致儿童超重率和肥胖率升高 7%。

六、传媒广告

传媒广告对于儿童的吸引力是巨大的。复旦大学公共卫生学院与澳大利亚悉尼大学共同开展的一项"儿童肥胖与食品商业电视广告的关系研究"发现，90% 以上的儿童最喜欢看的电视节目都是电视广告。一项令人担忧的记录表明，6 ～ 10 岁的儿童每天花两个多小时看电视，其中 10% 的儿童只看广告。

看多了广告也会让儿童发胖？这种说法看似夸张，实际上，许多研究表明，食品广告已成为诱发儿童肥胖的新"帮凶"。

一项由英国和法国共同开展的研究提示，儿童超重肥胖与食品广告之间存在联系。进一步的研究也指出，食品行业对市场营销投入的日益增长与儿童肥胖的流行趋势相吻合，充分的数据显示，食品广告中涉及的多数是不健康食品。儿童的认知发展尚未成熟，缺乏经验与判断力，更易受食品市场营销的影响。不健康食品的市场营销通过改变儿童对食品的选择偏好、消费行为和饮食行为，会进一步影响儿童的体重。食品选择偏好与消费行为的改变导致儿童的饮食行为发生变化。广告暴露程度高的儿童更易出现不健康的饮食行为。研究表明，每天观看 5 分钟糖果电视广告的儿童选择水果作为零食的数量明显少于观看水果广告、与显示糖摄入量有关的公益广告或不看广告的儿童。

精神科医生和心理分析学家塞尔·迪斯龙在《20 分钟报》（*20 Minutes*）上揭秘了这一现象：如果一个儿童看到一则称赞巧克力棒口味的广告，且橱柜里刚好有巧克力棒，他就会立刻跑去厨房拿；如果没有，而儿童对父母购物起到一定影响，他就会说

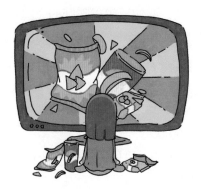

电视上的食品广告与儿童肥胖相关

服父母购买这款巧克力棒。

美国耶鲁大学研究人员对影响摄食行为的不同刺激进行了调查，包括嗅觉、视觉及环境。为了做到这一点，他们审查了多项研究，并参考了3200多名参与者的相关数据。结果显示，观看那些称赞美食优点的广告就如同闻到松饼的味道一样，会使人产生食欲，如此很可能会提高儿童肥胖率。美国儿科学会建议，父母应该监控儿童看电视的时间，并教儿童如何识别广告。

 链接场

为什么食品广告对儿童的食物选择和进食量有如此大的影响呢？

原因可能与我们大脑的奖励、记忆、视觉注意相关区域的神经活动有关。研究表明，表现出视觉注意区域激活更少的孩子，会摄入更多的健康食物；而在观看广告时，大脑奖励区域中会有更多的神经激活活动，这预示着更多的食物摄入量。

一项研究表明，关于儿童在看电视快餐广告时的大脑活动可以用来预测他们晚餐选择。该研究的171名13～16岁儿童观看了不健康的快餐广告（如芝士汉堡和炸薯条）、更健康的广告（如沙拉和鸡肉三明治）以及作为对照的非食品广告（如手机广告），同时接受了功能性磁共振成像（fMRI）扫描。然后，他们可以在实验中模拟的快餐厅选择食用快餐广告中的食物，这些食物的营养成分各不相同。研究发现，在观看不健康食物（如芝士汉堡和冰淇淋）的广告时，那些在大脑奖励区域神经活动更强的儿童在模拟快餐店里吃了更多的不健康食品。令人出乎意料的是，在观看沙拉、健康果汁等健康食品的广告时，那些在大脑奖励、记忆、视觉注意相关区域神经活动更强的儿童也倾向于吃更多的不健康食品。

美国的一项研究曾经让 20 名儿童观看了 60 个食品品牌的标志和 60 个非食品品牌的标志，并在此期间用功能性磁共振成像来观察大脑的血流量，以测量大脑活动。结果表明，儿童看到食品品牌标志时，脑部血流量明显增加，也就是说，他们脑中在这一刻已经有了该食物美味的画面，并且有了吃东西的愿望。品牌标志尚且如此，直观广告或许效果更甚。因此，在快餐广告中加入更健康的食品并不能鼓励儿童选择健康的食品，光是知名快餐店的标志就可以激发儿童对不健康食品的兴趣。该研究指出食品广告可以通过启动一些自动的、有时是无意识的生理和心理的反应，来影响人们的行为，而这些反应是很难抵御的。对儿童来说，抵御这些食品营销手段的负面影响更是一种挑战。总而言之，广告对于儿童大脑奖赏系统的影响能力非常显著，而面对市面上海量的快餐宣传广告，儿童难以抵挡其诱惑的背后是深刻的神经基础。

第四节　社会文化

导读台

- 错误的传统观念使儿童胖而不自知?
- 为什么应该培养儿童和家长正确认识体型?

知识窗

一、文化风俗

2017 年，北京大学公共卫生学院和联合国儿童基金会联合发布的《中国儿童肥胖报告》明确指出，中国儿童肥胖率快速升高的原因之一是我们的文化传统。在我们的传统文化中，最受欢迎的吉祥物莫过于"大胖小子"了。但"大胖小子"的审美观若持续下去，城市男孩群体将成为可怕的重灾区。由于家长的观念陈旧和重视不足，导致不少儿童因为过度肥胖产生了健康问题后才到医院就诊，而这时候，不少儿童已达到中重度肥胖了。该报告估计，到2030 年，将有近一半的男孩超重（26.8%）或肥胖（18.1%）。

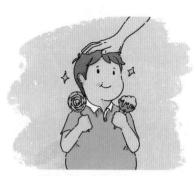

家长的错误观念会造成
儿童肥胖

二、体型认知

对体型的错误认知也是导致肥胖的原因之一。

多数儿童认为自己体型正常。2010 年，英国心理学会公布了一项研究的结果。研究人员针对 414 名年龄在 5 ～ 10 岁的女孩和男孩进行了评估，对每个儿童的 BMI 都做了记录，并且把这些儿童分为超重或肥胖、正常体重和体重偏低 4 组。这些儿童被要求看 5 张人物的图片，这些人物的体重从偏低到肥胖不等，然后要挑选出他们认为和自己的体型最接近的一张。结果表明，36% 的儿童都会被归为肥胖一类。然而，在这些肥胖的儿童中，75% 的儿童会把自己归在正常体重这一类。同样的，几乎所有的儿童都会把自己归在正常体重或偏瘦的一类。

多数父母也认为自己孩子的体型正常。据英国国民健康服务（National Health Service，NHS）统计数据，15 岁青少年中，有 1/3 体重都超重，但仅有 9% 青少年父母承认自己的孩子超重。不仅如此，父母还给孩子奖励甜品、巧克力，或带他们到快餐店用餐，或给他们玩电子设备等，而这又进一步增加了孩子肥胖的风险。

第4章

怎样才能不变胖？

　　保持健康体重是儿童青少年健康最直接的表现。保持健康体重，最重要的理念是"预防"，要树立自己是健康第一责任人的观念。家长和儿童青少年都要有保持健康体重、预防肥胖的意识。本章的目的是帮助家长和儿童青少年了解怎样才能保持健康体重、不变胖。

第一节　主动监测，提高素养

导读台

- 主动监测应该做什么？
- 如何提高营养健康素养？

知识窗

一、BMI 监测

（一）养成主动监测的习惯

1. 父母为孩子准备一个生长发育监测健康检查记录本：记录测量时间、体重、身高、BMI 并评价。

2. 监测频率：至少每个月测量 1 次。

（二）测量体重和身高

按照本书第 1 章第二节的方法测量体重和身高。

（三）评价

测量了体重和身高后，按照第 1 章第二节的方法计算出 BMI，将 BMI 与第 1 章第二节的界值表进行比较，评估儿童是否超重或者肥胖。

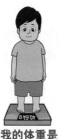
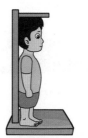

我的体重是
40.6千克

身高是135厘米
也就是1.35米

我的BMI=40.6(千克)÷
1.35(米)÷1.35(米)
=22.3(千克/米^2)

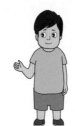

计算 BMI

二、提高营养健康素养

营养健康素养是个人获取、处理和理解食物和营养的基本信息，以及运用这些信息做出正确的健康决策的能力。营养健康素养不仅包括营养知识，还包括营养相关的技能和行为。提高营养素养需要知道食物来源，有能力选择和准备健康的食物，并采取符合膳食指南的饮食行为。

提高家长和儿童的营养健康素养对于儿童健康成长和未来的幸福健康十分重要。父母对儿童饮食行为的形

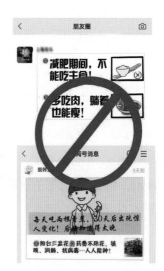

拒绝相信各种营养谣言

成和建立具有关键的引导作用。家长首先应主动学习和掌握营养知识，避免陷入营养和食品安全的误区，懂得识别相关的谣言，并改变自身不健康的饮食行为，保证食物多样化，减少煎、炸等烹调方式，控制油、盐、糖的使用量，避免提供不健康食物，减少在外就餐，不盲目使用所谓的保健品和补品。研究证实，家长在儿童面前保持健康的饮食行为，非常有助于儿童养成良好的饮食习惯。

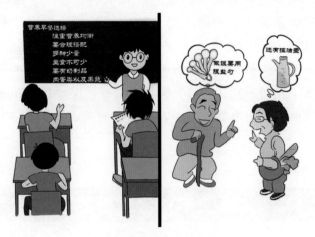

主动学习和掌握营养知识

链接场

习近平总书记在教育文化卫生体育领域专家代表座谈会上指出："人民健康是社会文明进步的基础，是民族昌盛和国家富强的重要标志，也是广大人民群众的共同追求。"提升健康素养是提高全民健康水平最根本、最经济、最有效的措施之一。2015 年 10 月，党的十八届五中全会首次提出推进健康中国建设。2016 年 10 月，中共中央、国务院颁布的《"健康中国 2030"规划纲要》（下文简称《纲要》）明确指出，健康是促进人的全面发展的必然要求，是经济社会发展的基础条件，是民族昌盛和国家富强的重要标志，也是广大人民群众的共同追求。《纲要》对当前和今后一个时期更好保障人民健康做出了制度性安排。其中，对提升全民健康素养，塑造自助自律的健康行为提出了新的要求。2019 年我国成立健康中国行动推进委员会，印发《国务院关于实施健康中国行动的意见》《健康中国行动（2019—2030 年）》等相关文件，全方位干预健康影响因素，明确要求每个人是自己健康的第一责任人。

第二节　合理营养

导读台

- 为什么要能量平衡？
- 为什么要倡导食物多样？
- 如何做到食物多样？
- 如何做到平衡膳食？
- 哪些烹饪方式更有利于合理营养？

知识窗

一、能量平衡

（一）能量的来源

能量来自三大产能营养素：碳水化合物、脂肪与蛋白质。它们经过消化、吸收后，最后转化成能量，支持身体的各种需要。不同的儿童根据活动量不同，能量需要有所不同，男女之间也不一样。一般情况下，男孩所需能量高于同龄女孩。三大产能营养素所提供的能量与总能量的摄入量之间应有适当的比例。碳水化合物提供的能量应占总能量的 55% ～ 60%、脂肪占 25% ～ 30%、蛋白质占 13% ～ 15%。

1. 碳水化合物　碳水化合物是人类最经济和最主要的能量来源。对维持神经系统和心脏的正常功能、增强耐力、提高工作效率都有重要意义。碳水化合物主要来自粮谷类和薯类。

2. 脂肪　与同等重量的蛋白质和碳水化合物相比，脂肪产生的能量最多。此外，它既是人体组织的重要组成部分，又是机体吸收脂溶性维生素的必需条件。更重要的是，儿童在生长发育过程中所需的必需脂肪酸，只能由脂肪提供。必需脂肪酸（亚油

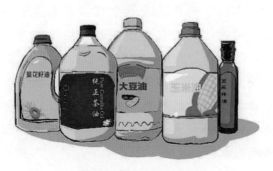

食用油是脂肪的重要来源

酸、α-亚麻酸）对儿童免疫功能的维持以及大脑和神经髓鞘的发育和形成具有重要作用。人类膳食脂肪主要来源于动物性的脂肪组织和肉类，以及坚果和植物的种子。

3. 蛋白质　蛋白质是机体细胞组织和器官的重要组成成分，它参与组成了人体细胞、肌肉、毛发、血液等，可以毫不夸张地

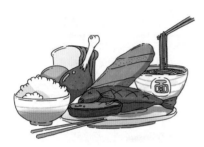

说，没有蛋白质就没有生命。蛋白质也是体内供能物质。蛋白质的食物来源可分为动物性食物和植物性食物两大类，如畜禽鱼肉中的瘦肉组织和蛋类中的蛋清是动物性食物，而一些豆制品（如豆浆、豆腐脑、千张）含有丰富的植物蛋白。

蛋白质的食物来源

链接场

　　能量是维持生命活动的必要条件：一切生命活动都需要能量，如物质代谢的合成反应、肌肉收缩、腺体分泌。人体在生命活动过程中不断从外界环境中摄取食物，而食物中的产能营养素可以在人体中释放其所蕴藏的化学能。这些化学能经过转换便成为生命活动过程中各种能量的来源，以维持机体代谢、神经传导、呼吸、循环及肌肉收缩等功能，产能过程中释放的能量用于维持体温。机体在物质代谢过程中所伴随的能量释放、转移和利用构成了整个能量代谢过程，是生命活动的基本特征之一。

（二）能量的消耗

机体在新陈代谢过程中，摄入体内的能量不断被消耗利用，以完成机体的各种生理功能活动。能量消耗主要用于维持基础代谢、身体活动和食物热效应，儿童青少年还需要额外的能量用于生长发育。

1. **基础代谢** 基础代谢是指人体在基础状态下的能量代谢，即在清晨且极端安静的状态下，不受精神紧张、肌肉活动、食物和环境温度等因素影响时的能量代谢。基础代谢是维持人体最基本的生命活动，如维持正常体温、基础血流和呼吸活动、心脏跳动、消化液分泌等所必需的能量消耗，是人体能量消耗的主要部分。正常情况下，人体的基础代谢率比较恒定，约占人体总能量消耗的60%。

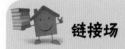

链接场

基础代谢率的影响因素

1. **性别** 女性的基础代谢率略低于男性。

2. **年龄** 婴儿时期，因为身体组织生长旺盛，基础代谢率最高，之后随着年龄的增长而逐渐降低。

3. **环境温度** 在舒适环境（20～25℃）中，代谢最低；在低温和高温环境中，代谢都会升高。

4. **其他** 如激素水平、是否肥胖或消瘦。

2. **身体活动** 身体活动包括家庭、学校和社区环境内的玩耍、游戏、体育运动、交通往来、娱乐、体育课或有计划的锻炼等。一切身体活动都需要能量。例如，一名体重60千克的人散步实际上相当于将一件重 60 千克的物体缓慢移动；如果是上楼，也可以说是将 60 千克的一件物体提高几米的做功。身体活动的差异是不同个体能量消耗差异的主要影响因素。因为生理情况相近的人，基础代谢消耗的能量是相近的，而身体活动情况却相差很大。通常各种身体活动所消耗的能量占人体总能量消耗的 15%～30%。

链接场

身体活动能量消耗的影响因素

1. 肌肉越发达者，活动能量消耗越多。

2. 体重越重者，能量消耗越多。

3. 身体活动强度越大、持续时间越长，能量消耗越多，这是主要影响因素。而身体活动强度主要涉及身体活动时牵动的肌肉多少和负荷的大小。就绝对强度而言，中等强度是静息强度的 3.0～5.9 倍，而高强度则达到成人静息强度的 6 倍及以上，或为儿童青少年静息强度的 7 倍及以上。

3. 食物热效应　食物热效应指由于进餐后几小时内发生的超过基础代谢的能量消耗。膳食组成不同，食物的热效应也有差异。一般来说，碳水化合物食物的热效应为本身产生能量的 5%～6%，脂肪为 4%～5%，蛋白质为 30%～40%。食物热效应对于人体是一种能量消耗，进食时必须考虑其额外消耗的能量，使摄入的能量与消耗的能量保持平衡。

4. 生长发育　处在生长发育过程中的儿童，其一天的能量消耗还应包括生长发育所需要的能量。

（三）能量平衡与失衡

1. 能量平衡　人体能量代谢的最佳状态是达到能量消耗与能量摄入的平衡。这种能量平衡能使机体保持健康。规律的身体活动会影响机体的能量平衡调节。首先，身体活动可以增加能量消耗，有助于能量负平衡，即减少体脂；其次，身体活动可以改善食欲调节系统，虽然高强度身体活动增加了总能量的摄入，但高强度身体活动可以增加饱腹感，抑制摄食过量，从而维持积极的能量平衡状态。

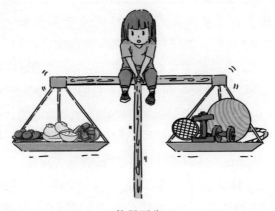

能量平衡

2. 能量失衡　即能量缺乏或能量过剩，两者都对身体健康不利。

（1）能量缺乏：若人体每日摄入的能量不足，机体会运用自身储备的能量，甚至消耗自身组织以满足生命活动的能量需要。如果人长期处于饥饿状态，在一定时期内，机体会出现基础代谢降低、身体活动减少和体重下降，以减少能量的消耗，使机体产生对于能量摄入的适应状态，此时能量代谢由负平衡达到新的低水平平衡。其结果是引起儿童消瘦、学习能力下降、生长迟缓甚至生长发育停滞。

（2）能量过剩：能量摄入过剩则会在体内将多余的能量储存起来。人体内能量的储存形式是脂肪，脂肪在体内的异常堆积会导致肥胖和机体不必要的负担，并可成为心血管疾病、某些癌症、糖尿病等疾病的危险因素。

二、食物多样、平衡膳食

（一）食物多样化的好处

1. 食物多样才能满足人体多样化的营养需求　人类需要的营养素有40多种，如蛋白质、碳水化合物、脂肪、钙、铁、碘、锌、维生素 A、维生素 C，这些营养素必须通过食物摄入来满足人体需要。除了母乳可以满足6月龄以内婴儿的营养需要外，没有任何一种食物能提供人体所需的全部营养素。不同食物中的营养素及有益膳食成分的种类和含量不同，只有多种食物组成的膳食才能满足人体对各种营养素的需要。

2. 食物多样有利于营养互补　一种食物所缺少的营养素能在一餐膳食中的其他食物里互补，可使一餐膳食的营养价值和消化吸收利用率提升。

3. 食物多样可刺激食欲　选择五颜六色、不同形态的多种食物组成的膳食除了可增加营养价值，还能给人视觉、味觉的刺激，激发食欲，可有效增加食物和营养素的摄入量。

4. 食物多样可降低食物安全风险　零风险的食物是不存在的。当我们吃多种食物时，自然会减少对每种食物的食用量，某些食物中可能存在的有害成分的摄入量也会相应减少。

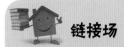

链接场

食物种类

在营养学中，一般把食物分为五类。

1.谷类及薯类　谷类包括米、面和杂粮；薯类包括马铃薯（别名土豆、洋芋）、甘薯（别名红薯、白薯、山芋、地瓜）、木薯、芋头和山药等。这一类食物主要为我们提供碳水化合物、蛋白质、膳食纤维及B族维生素，我们所需要的能量主要来自谷类及薯类。

2.蔬菜、水果和菌藻类　这类食物主要提供膳食纤维、矿物质、维生素C、维生素K及有益健康的植物化学物质等。

3.动物性食物　动物性食物包括畜肉、禽肉、鱼肉、奶、蛋等。这类食物主要提供蛋白质、脂肪、矿物质、维生素A、维生素D和B族维生素，是优质蛋白质的主要来源。但畜肉脂肪含量普遍较高，能量高，有些还含有较多的饱和脂肪酸和胆固醇。

4.大豆类和坚果　大豆类包括黄豆、黑豆和青豆，坚果包括花生、瓜子、核桃、杏仁和开心果等。这类食物主要提供蛋白质、脂肪、膳食纤维、矿物质、B族维生素和维生素E，不含胆固醇。

5.纯能量食物　纯能量食物包括动植物油、淀粉、食用糖和酒类。纯能量食物主要提供能量，动植物油还可以提供维生素E和必需脂肪酸。

（二）食物多样化的具体做法

1. 增加食物品种　每天选择 5 类食物，每类选择 3 ～ 5 种，一天就能吃到 15 ～ 25 种食物。同类食物互换是保持食物多样的好办法。例如，米饭和面条可以互换；瘦猪肉、鸡、鸭、牛、羊肉可以轮流换；鱼、蟹、贝壳可以互换，避免每天食物品种重复，有利于丰富一日三餐的食物品种。

2. 选择多种颜色的食物　五颜六色代表了食物中不同植物化学物质、营养素的特点。我们不需要记住各种食物营养素的具体含量，只要知道每日膳食要选择多类别、多品种、多种颜色的食物，就能轻松搭配出有益健康的平衡膳食。

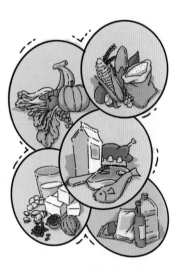

五大类食物

3. "小份"是实现食物多样化的关键　"小份"即每样食物吃少点，食物种类多一点。尤其是儿童用餐，"小份"选择可以让儿童吃到更多品种的食物，营养素来源更丰富。

（三）平衡膳食是科学搭配的核心

平衡膳食强调丰富多样的食物种类和品种，能量和营养素达到适宜水平，注意避免油、盐、糖的过量摄入，其目的在于人体对食物和营养素的需要与摄入达成平衡，能量摄入与运动消耗以及儿童生长发育的能量消耗达成平衡。

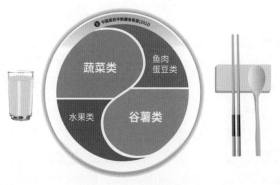

中国居民平衡膳食餐盘

链接场

　　平衡膳食是指按照不同年龄、身体活动和能量需求设置的膳食结构，这一模式推荐的食物种类、数量和比例能最大限度地满足不同年龄段、不同能量水平的健康人群的营养与健康需要。

　　为了指导居民的日常饮食，中国营养学会组织专家全面评价了食物与人群健康关系的科学证据，梳理了中国居民主要营养和健康问题，提出适合我国居民的八条核心推荐条目。这八条推荐条目适用于 2 岁以上健康人群，家长们可以据此安排儿童青少年的日常饮食。具体的食用量可以参考《中国学龄儿童膳食指南（2022）》。

　　1. 食物多样，合理搭配　每天的膳食应包括谷薯类、蔬菜水果类、畜禽鱼蛋奶类、大豆坚果类等食物；建议平均每天摄入 12 种以上食物，每周 25 种以上；谷类为主是平衡膳食模式的重要特征，膳食中碳水化合物提供的能量应占总能量的 50%～65% 为好。

　　2. 吃动平衡，健康体重　食不过量，控制总能量摄入，坚持日常身体活动，天天运动，减少久坐时间，维持能量平衡、保持健康体重。

3. **多吃蔬果、奶类、全谷、大豆** 提倡餐餐有蔬菜，深色蔬菜占一半；天天吃水果，果汁不能代替鲜果；吃各种各样的奶制品，经常吃全谷物、大豆制品，适量吃坚果。

4. **适量吃鱼、禽、蛋、瘦肉** 鱼和禽类脂肪含量相对较低，鱼类含有较多的不饱和脂肪酸，所以建议优选鱼和禽类；蛋类各种营养成分齐全，每天一个鸡蛋，不弃蛋黄；吃畜肉应选择瘦肉，瘦肉脂肪含量较低，少吃肥肉、烟熏和腌制肉制品。

5. **少盐少油，控糖限酒** 中国多数居民目前食盐、烹调油和脂肪摄入过多，这是高血压、肥胖和心脑血管疾病等慢性病发病率居高不下的重要因素，因此应当培养清淡饮食的习惯。6 岁儿童每天摄入食盐不超过 3 克，7 ～ 10 岁不超过 4 克，11 岁及以上不超过 5 克。6 ～ 10 岁儿童每天摄入烹调油 20 ～ 25 克，11 岁及以上25 ～ 30 克。过多摄入添加糖可增加龋齿和超重发生的风险，推荐每天摄入糖不超过 50 克，最好控制在 25 克以下。每日反式脂肪酸摄入量不超过 2 克。儿童青少年禁止饮酒和饮用任何含酒精饮料。

6. **规律进餐，足量饮水** 合理安排一日三餐，定时定量，不漏餐，每天吃好早餐；规律进餐、饮食适度，不挑食偏食，不暴饮暴食，不过度节食；足量饮水，少量多次，6 岁儿童每天饮水量 800 毫升，7 ～ 10 岁 1100 毫升，14 ～ 17 岁男生 1400 毫升，14 ～ 17 岁女生 1200 毫升，天气炎热、大量运动、出汗较多时应适量增加。首选白开水，不能用饮料代替水。

7. **会烹会选，会看标签** 认识食物，选择新鲜、营养素密度高的食物；学会阅读食品标签，合理选择预包装食品，少吃过度加工含脂肪、糖、盐比较高的食品；学习烹饪，传承传统饮食，享受食物天然美味；在外就餐不忘适量与均衡。

8. **公筷分餐，杜绝浪费** 选择新鲜卫生的食物，不食用野生动物；制备食物做到生熟分开，熟食二次加热要热透；讲究卫生，倡导分餐公筷。勤俭节约，珍惜食物，杜绝浪费是中华民族的美德，按需选购食物、按需备餐，提倡分餐不浪费。

学龄儿童每人食物种类及数量（单位：克[1]）

食物种类		年龄		
		6～10岁	11～13岁	14～17岁
谷薯类[2]	谷类（每天）	150～200	225～250	250～300
	——其中全谷物和杂豆类（每天）	30～70	30～70	50～100
	薯类（每天）	25～50	25～50	50～100
蔬菜水果类	蔬菜类（每天）	300	400～450	450～500
	水果类（每天）	150～200	200～300	300～350
鱼禽肉蛋类	畜禽肉类（每天）	40	50	50～75
	鱼虾类（每天）	40	50	50～75
	蛋类（每天）	25～40	40～50	50
奶、大豆类[3]及坚果	奶及奶制品（每天）	300	300	300
	大豆类及其制品（每周）	105	105	105～175
	坚果（每周）	50	50～70	50～70
植物油		20～25	25～30	25～30
盐		不超过4	不超过5	不超过5

[1] 均为可食部分生重
[2] 谷薯类包括各种米、面、杂粮、杂豆及薯类等
[3] 大豆包括黄豆、青豆和黑豆，大豆制品以干豆计

三、合理烹饪

（一）尽量采用的烹调方法

尽量采用蒸、煮、炖、煨等方式进行烹调。

一是这类烹调方式对食材营养素的损失影响比较小，如蒸制往往能最大限度地保存水溶性维生素。二是食材经过蒸、煮、

炖、煨后会比较烂软，儿童容易消化吸收。三是这类烹调方式适合保存食材的原汁原味，可以不添加或者少添加油、盐、糖等各类调味品。蔬菜若选择水煮方式，需要适量加油，这样可以有助于脂溶性维生素的吸收，并且菜汤宜一同食用。蔬菜若选择炒制，则应旺火快炒，旺火能尽量减少营养素的损失。

（二）尽量少用的烹调方法

尽量少用油炸、烤、煎等烹调方式。

一是食物在油炸、烤、煎制过程中，往往需要大量的油，易导致油脂摄入过多。二是食材在高温下营养素损失严重，尤其是必需脂肪酸和维生素，如维生素 C，几乎会全部损失，因此油炸食品的营养价值不及原料的 1/3。三是食物在油炸、烤、煎制过程中，随着温度升高，水分含量逐渐降低，肉的结构会不断变得紧致、结实，不利于消化吸收。四是在高温下，食物脂肪、蛋白质、淀粉会因氧化、分解、聚合、相互作用而产生有毒有害的物质，如杂环胺、丙烯酰胺、苯并［a］芘。因此，建议少吃或不吃油炸、烤、煎的食品。如果特别想吃，可采用间接烤制的方法，使食物不直接与热油接触。如使用烤箱，可将食材包上锡纸再烤，这样不仅能更多地保存食物营养素，而且产生的有害物质也较少。

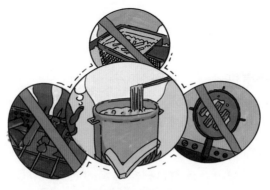

选择适宜的烹调方式

践行园

请家长按照中国居民膳食指南和学龄儿童每人每天食物种类及数量的建议，给儿童设计出一天的食谱吧。

餐次	食物名称	重量（克）
早餐（示例）	西葫芦鸡蛋馅包子	100
	牛奶	200
午餐		
晚餐		

第三节 良好饮食习惯

导读台

- 为什么一天要吃三顿饭？
- 为什么要专心进餐？
- 暴饮暴食和偏食挑食有什么危害？

- 儿童能不能吃零食？
- 儿童渴了该喝什么？
- 常在外就餐和点外卖有什么坏处？

知识窗

一、一日三餐，定时定量

一日三餐是根据身体的生理需求，特别是消化系统的活动规律，并考虑日常生活、工作或学习等情况来安排的进餐次数。食物的物理性状和化学组成不同，胃排空速度也不同。一般来讲，混合食物的胃排空时间为 4～5 小时。每天进餐的次数与间隔时间根据消化系统的功能和食物从胃内排空的时间来确定。因此，两餐间隔以 4～6 小时为宜。

一日三餐的时间应相对规律。一般情况下，早餐 6：30—8：30、午餐 11：30—13：30、晚餐 18：00—20：00 为宜。小学低年龄段的儿童还可在上午第二节课后安排一次加餐。早餐所用时间以 15～20 分钟为宜，午餐、晚餐以 30 分钟为宜。进餐时间过短不利于消化液的分泌及消化液和食物的充分混合，影响食物的消化，会使胃肠不适；进餐时间太长，机体会不断地摄取食物，导致摄取过量。

三餐应定量，不宜饥一顿饱一顿。通常以能量作为分配一日三餐进食量的标准。一般情况下，早餐提供的能量应占全天总能量的 25%～30%，午餐占 30%～40%，晚餐占 30～40%。可以根据身体活动强度和生活习惯进行适当调整。各类食物的摄入量可根据能量需要进行调整。加餐和正餐之间应间隔 1.5～2 小时，加餐分量宜少，以免影响正餐进食量。加餐应以奶类、水果为主。

链接场

早餐应该怎么吃？

早餐作为每天的第一餐，对膳食营养摄入、健康状况至关重要。早餐的食物应种类多样、搭配合理。可以根据食物种类的多少来快速评价早餐营养是否充足。

早餐吃的食物可分为 4 类：①谷类及薯类；②动物性食物；③奶及奶制品 / 豆类及其制品；④蔬菜和水果。

当早餐包含以上 4 类食品时，可评价为营养充足，3 类为营养较充足，2 类或 1 类为营养不充足。

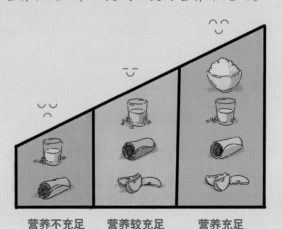

营养不充足　　营养较充足　　营养充足

早餐营养要充足

二、专心进餐，细嚼慢咽

在我们平稳端坐、身体保持放松且安静进餐时，人的大脑只需要指挥消化系统，因此身体内进行食物物理消化和化学消化的器官就能高度协调一致地运转，食物中的营养成分才能更好地被身体吸收。因此，要培养儿童专心进餐的习惯。

    1. 儿童吃东西时一定要集中注意力、细嚼慢咽。

    2. 不要边走边吃或边吃边玩、不要边吃边看手机、电视、书等。

    3. 吃饭时不可嬉笑、蹦跳、追逐打闹。

    4. 家长不要在儿童吃东西时逗笑或者批评儿童，以免引起噎食窒息。

三、不暴饮暴食，不挑食偏食

    暴饮暴食是一种危害健康的饮食行为，是引起胃肠疾病和其他疾病的一个重要原因。突然摄入过多的食物或饮料可能会引起胃肠功能失调。

链接场

暴饮暴食的危害

    ☹ 急性胃肠炎：大量油腻食物停留在胃肠内，不能及时消化，会产生气体和其他有害物质。这些气体与有害物质刺激胃肠，产生腹痛、腹胀、恶心、呕吐、腹泻等症状。

    ☹ 急性胃扩张：暴饮暴食使胃压力增加，可引起急性胃扩张。

    ☹ 增加急性胰腺炎或急性胆囊炎发生的风险：暴饮暴食后会在短时间内急需大量消化液消化食物，这样会明显加重胰腺的负担，使得十二指肠内压力增高，从而增加发生急性胰腺炎或急性胆囊炎的风险。

    ☹ 增加心脏病急性发作的风险。

挑食偏食会造成儿童营养不均衡，往往会出现"隐性饥饿"问题，即维生素和矿物质不足，能量过剩。因此，应养成儿童不偏食挑食的习惯。

1. 家长要有耐心并做好榜样 应鼓励儿童选择多种食物，引导其选择健康食物。对于儿童不喜欢吃的食物，可通过改变烹调方法（如将蔬菜切碎，将瘦肉剁碎，将多种食物制作成包子或饺子等）、做得更好看更能勾起儿童食欲，也可采用重复小份供应，鼓励尝试并及时给予表扬，不强迫儿童进食。

2. 增加身体活动量 能使儿童肌肉得到充分锻炼，增加能量消耗，增进食欲，提高进食量。

3. 开展食育教育 家长在日常教育中积极引导儿童建立平衡膳食的合理模式。另外，还可以让儿童参与到食物种植、食物制作等过程中，让儿童热爱自己制作的食物。而同伴的正向引导作用也非常有效果，可以将爱挑食、偏食的小孩和能够做到平衡膳食的小孩安排在一起共同进餐，通过同伴之间的交流激发儿童，从而养成良好的饮食习惯，不挑食、不偏食。

四、科学选择零食

6～12岁学龄儿童饮食模式逐渐从学龄前期的三顿正餐、两次加餐向相对固定的一日三餐过渡，正餐食物摄入量有所增加。但由于饮食间隔时间较长，容易产生饥饿感，且由于学龄前饮食习惯的延续，容易产生消费零食的需求。13～17岁青少年正经历着生长发育的第二个高峰期——青春期发育阶段。这一时期的青少年对能量和营养素的需求量大，对食物选择的自主性和独立性更强，容易产生冲动性食物消费，甚至对某些零食产生依赖。

因此，家长需要引导儿童青少年正确选择零食，参考下表推荐或限制的零食。

推荐和限制的零食

推荐的零食	限制的零食
新鲜水果、蔬菜、鲜果汁	果脯、果干、水果罐头
乳制品（液态奶、酸奶、奶酪等）	乳饮料、冷冻甜品类食物（冰淇淋、雪糕等）、奶油、含糖饮料（碳酸饮料、果味饮料等）
馒头、全麦面包、饼干、牛奶玉米棒、煮红薯等	膨化食品（薯片、爆米花、虾条等）、油炸食品（油条、麻花、油炸土豆片、方便面等）、含人造奶油的甜点
鲜肉、鱼制品	烧烤肉制品、咸鱼、香肠、腊肉、鱼肉罐头等
鸡蛋（煮鸡蛋、蒸蛋羹）	油炸鸡蛋
豆制品（豆腐干、豆浆）	烧烤类食品
坚果类（煮花生、煮毛豆、板栗等）	高盐坚果、糖渍坚果

 链接场

　　《中国儿童青少年零食指南（2018）》是针对中国儿童青少年零食消费最新特点，经过大量调研、专家研讨、广泛征求意见，并参考国际上的最新研究进展编制而成。新版零食指南有针对性地为不同年龄阶段的儿童青少年提供指导。

6～12岁学龄儿童零食选择核心推荐：

❀ 正餐为主，早餐合理，零食少量

❀ 课间适量加餐，优选水果、奶类和坚果

❀ 少吃高盐、高糖、高脂肪零食

❀ 不喝或少喝含糖饮料，不喝含酒精、含咖啡因饮料

❀零食新鲜、营养卫生

❀保持口腔清洁，睡前不吃零食

13～17岁青少年零食选择核心推荐：

❀吃好三餐，避免零食替代

❀学习营养知识，合理选择零食，优选水果、奶类和坚果

❀少吃高盐、高糖、高脂肪及烟熏油炸零食

❀不喝或少喝含糖饮料，不饮酒

❀零食新鲜、营养卫生

❀保持口腔清洁，睡前不吃零食

五、足量饮水，不喝或少喝含糖饮料

儿童青少年处于生长发育的关键时期，身体水含量和代谢率高，肾调节能力有限，与成年人相比更易发生水不足或缺乏，从而损害其认知能力和体能。因此，儿童要足量饮水。饮水首选白开水，白开水是自来水或天然水经过煮沸后的饮用水，安全卫生。且原水中的矿物质基本不受损失，是满足人体健康最经济实惠的首选饮用水。儿童日常生活中应做到科学饮水。

1.喝清洁的饮用水。不能直接饮用自来水、井水、山泉水、池塘水。自来水应煮沸、放凉后饮用。

2.足量饮水。通常情况下，建议6～10岁儿童每天饮水量为800～1000毫升，11～17岁青少年每天饮水量为1100～1400毫升，年满18岁的青少年每天饮水量为1500～1700毫升。

3.少量多次饮水。喝水应少量多次，每次100毫升左右，在日常时间里均匀喝水。要主动喝水，不要在感到口渴时再喝水。因为口渴时，身体已经开始因为缺水而影响健康了。

4.在气候炎热或是儿童活动量明显增多的情况下，应适当增加饮水量，并且可考虑补充适量淡盐水。

许多儿童不愿喝白开水，喜欢含糖饮料。但过量饮用含糖饮料会增加儿童患龋齿、肥胖的风险。而且小时候养成的嗜甜习惯可持续到成年期，成人过量饮用含糖饮料会增加肥胖、糖尿病、高血压、血脂异常、某些癌症和过早死亡的风险，这会影响儿童一生的健康和生活质量。因此，最好不要让儿童喝含糖饮料，更不能用饮料代替白开水。

链接场

读懂营养标签，选择健康加工食品

为指导公众科学选择适宜的预包装食品，国家出台了《食品安全国家标准预包装食品营养标签通则》（GB 28050—2011），对营养标签上营养信息的描述和说明进行了规定。

营养标签包括三部分：标有食品营养成分名称、含量值、占营养素参考值百分比（简称NRV%）的规范性表格，即营养成分表。

1.所有预包装食品强制标示的"营养成分"包括能量、蛋白质、脂肪、碳水化合物和钠，其他营养素可自愿标示。

2."含量值"是指每100克或每100毫升或每份预包装食品所含相应营养成分的量。

3."NRV%"是指营养素含量值与其参考值的百分比值，反映这个食品能够满足我们身体能量或营养素的程度。

［示例］配料：水、生牛乳、白砂糖、全脂奶粉、果葡糖浆、食品添加剂［柠檬酸、乳酸、L-苹果酸、甜蜜素、安赛蜜、阿斯巴甜］

某乳饮料的营养成分表

项目	每 100 ml	NRV%
能量	128 kJ	2%
蛋白质	1.0 g	2%
脂肪	1.4 g	2%
碳水化合物	3.5 g	1%
钠	80 mg	4%

作为国家强制标准，所有企业都应按照这个规定在食品包装上进行标示。家长可根据营养标签，从预防肥胖的角度出发，选择能量、脂肪、糖和钠含量比较低的饮料和其他加工食品。

践行园

爱上白开水

含糖饮料危害儿童的健康，可以遵循以下 3 个方案让儿童爱上白开水。

1. 家长和儿童一起挑选一些常见的饮料，根据营养成分表，算一算这些饮料的含糖量。

2. 制定一个"家庭 0 含糖饮料月"活动方案吧，坚持 1 个月不喝含糖饮料。

3. 自制一些柠檬水、薄荷水，让儿童爱上喝水。

六、少在外就餐，少点外卖

与在家吃饭相比，餐馆通常会使用更多的油和盐使菜品更加入味，从而使食客摄入更多的油脂和盐，导致总能量摄入超标，盐摄入过量。频繁在外就餐、长期点外卖，容易引起超重、肥胖。所以，家长和儿童应该尽量在家吃饭，少在外就餐，少点外卖。如果要在外就餐，应学会点餐。

1.满足食物多样和平衡的原则。

2.荤素搭配，杜绝浪费。按就餐人数按需点餐。人均每天肉、禽、蛋和水产品总量不超过200克，蔬菜不少于300克。建议尽量选择小份菜。

3.餐餐有主食。主食可以选择米面制品，也可以选择红薯、土豆、山药等薯类。

4.尽量选择清淡饮食，避免摄入高油高盐。若选择了高油高盐菜品，建议另点几个低油低盐的菜品，汤品尽量不放盐。

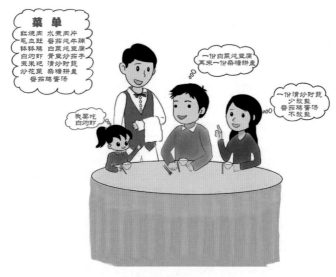

科学营养就餐

第四节 多动·少坐睡眠足

导读台

- 怎样才能多运动？
- 减少久坐的好办法有哪些？
- 如何睡个好觉？

知识窗

一、身体活动的好处

1.促进身体健康 包括改善身体成分，提高心肺耐力，促进心血管健康和代谢健康，改善骨骼、肌肉和关节的健康。

2.有益于心理健康 可提高社交技能。

3.有助于提高儿童青少年的学业成绩 身体活动有益于儿童青少年的脑结构、脑功能和认知发展，有助于学习进步和掌握基本运动技巧；有助于促进儿童青少年的认知功能；身体活动与学业成绩有关，当身体活动水平提高时，即使因此减少了学习时间，在知觉技能测试、发展水平测试、智商测验和学业成绩（包括数学和口头技能）上表现得一样或更好，在学校有更好的表现。

4.身体活动是哮喘管理控制的非药物治疗策略之一 哮喘儿童在医生指导使用药物控制好症状的前提下，还是应鼓励定期进行身体活动以获得全面的健康益处。

二、身体活动的分类

身体活动可以有不同的分类方法，按强度分为低强度、中等强度和高强度，按类型分为有氧运动、无氧运动和抗阻训练。

高强度身体活动需要较多的体力消耗，呼吸比平时明显急促，呼吸深度大幅增加，心率大幅增加，出汗，停止运动、调整呼吸后才能说话。例如搬运重物、快速跑步、激烈打球、踢球或快速骑自行车。

中等强度身体活动是指需要适度的体力消耗，呼吸比平时急促，心率也较快，微出汗，但仍然可以轻松说话的身体活动。例如以正常的速度骑自行车、快步走、滑冰。

低强度身体活动是指引起呼吸频率以及心率稍有增加，感觉轻松的身体活动。例如在平坦的地面缓慢地步行，站立时做轻度的身体活动（如整理床铺、洗碗），演奏乐器。

常见的有氧运动项目包括步行、慢跑、滑冰、游泳、骑自行车、跳健身舞、做韵律操等。

常见的无氧运动项目有短跑、投掷、跳高、跳远、拔河、举重等。

常见的抗阻运动项目有引体向上、仰卧起坐、俯卧撑、高抬腿运动、后蹬跑、哑铃操、举重等。

链接场

2020 年 11 月，WHO 发布《关于身体活动和久坐行为的指南》，指南建议所有儿童和青少年身体活动应达到平均每天 60 分钟。WHO 的统计数据显示，1/4 的成年人和 4/5 的青少年没有进行足够的身体活动。据估计，在全球范围内，这种情况造成 540 亿美元的直接卫生保健费用和 140 亿美元的生产力损失；如果全球人口更爱活动，每年可避免多达 500 万人死亡。

三、保证每天足量的身体活动

1. 一周中每天至少进行 60 分钟中高强度身体活动，以有氧运动为主。比如步行、慢跑、滑冰、游泳、骑自行车、跳健身舞、做韵律操。

2. 每周至少应有 3 天进行高强度有氧运动以及增强肌肉和骨骼的运动。比如快速跑步、激烈打球、踢球或快速骑自行车以及引体向上、仰卧起坐、俯卧撑、高抬腿运动、后蹬跑、哑铃操、举重。

3. 如果儿童未达到建议的活动水平，请记住少量的身体活动优于不活动，少量身体活动也有益健康。应从少量身体活动开始，逐渐增加频率、强度和持续时间。鼓励参与有趣、多样、适合其年龄和能力的身体活动。

4. 注意避免运动受伤。采取适当防护措施在一定程度上可以预防或降低受伤的发生风险，防护措施包括：①身体活动前进行拉伸和热身，身体活动后进行恢复运动；②开展身体活动的场所应确保安全，并根据不同运动穿戴防护用具，以降低伤害发生风险。

四、少静坐，少视屏

1. 在学校课间休息时，要离开座位适量活动。

2. 在家中可设置定时器，每坐 1 小时就让定时器响起来，提醒儿童该起来活动活动。

3. 可以做一些微运动，每隔 1 小时做 60 秒的伸展运动。例如，坐在椅子上，抬头后仰看天花板、伸腰尽量往上拔、双手上举握拳 30 秒，之后再利用 30 秒伸一个大懒腰。

4. 坐姿要正确。不要弯腰弓背，避免形成不良体态；坐时双腿要成 90 度角，双脚要能平放在地面。

5. 控制电子产品使用频率和时间。非学习目的的使用单次不宜超过 15 分钟，每天累计不超过 1 小时。使用电子产品学习 30～40 分钟后，休息远眺放松 10 分钟。连续使用电子产品的时间越短越好。

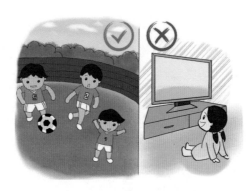

多运动，少静坐，少视屏

五、充足睡眠

儿童在发育过程中，在睡眠上有三个层次，一是睡多少，二是什么时候开始睡，三是睡眠的质量。

1. **睡眠时间**　小学生每天睡眠时间应达到 10 小时，初中生应达到 9 小时，高中生应达到 8 小时。

2. **就寝时间**　小学生一般不晚于 21:20，初中生一般不晚于 22:00，高中生一般不晚于 23:00。

3. **保证睡眠质量**

（1）养成规律的入睡习惯：在睡前至少一小时要停止学习，不要看手机、电脑、电视，可以进行有规律的放松，比如洗漱、听轻音乐、同家人聊聊天，这有助于释放促进睡眠和降低警觉性的激素，告诉身体该睡觉了，从而更快地进入睡眠状态。

（2）运动可以提高睡眠质量：有氧运动和抗阻运动都可以提高白天的警觉性，让人在晚上更容易进入睡眠。不过，需要注意运动时间的选择，睡前一小时最好不要进行剧烈运动，不然更难以入睡，缩短睡眠时间，降低睡眠质量。

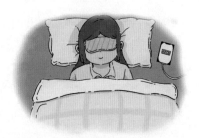

充足睡眠很重要

（3）保证卧室温暖舒适且安静：床垫和枕头要舒适，室温不宜太热，避免任何人造光（台灯、手机、电视等）。人造光会"欺骗"生物钟，让它以为日光已经被延长了，从而让人难以入睡，睡眠时长改变，睡眠质量下降。可以用遮光的窗帘、眼罩、耳塞、白噪音机器、加湿器等使睡眠环境更舒适。

（4）睡前不要吃刺激性食物：睡前摄入油腻、辛辣的食物和碳酸饮料可能导致消化不良，从而影响睡眠。

第五节　家庭助力

导读台

- 培养儿童健康饮食行为，家长怎样以身作则？
- 如何塑造良好的就餐氛围？
- 如何打造良好的家庭食物环境？
- 如何创造良好的家庭运动环境？

知识窗

一、家长参与的重要性

儿童健康成长，家长的悉心照顾不能缺位，家长除了给儿童提供合理的膳食保证他们生理方面的健康成长外，儿童健全的心智发育更应该引起关注。作为家长应该认识到，家长的教育态度对儿童性格的形成尤为重要。有研究表明，家长的教育态度是引起儿童性格不正常或不成熟的最大原因。通情达理、关心、爱护、民主的父母，培养出来的孩子自信，独立能力强，善于处理相互冲突；喜欢惩罚、过分限制的父母，培养出来的孩子往往过分运用心理防御机制，变得懦弱或顽固；而父母一味溺爱迁就，培养出来的孩子任性、爱发脾气、怕困难等。

二、家长应以身作则

（一）家长要提高自身营养健康素养

家长的良好饮食行为对儿童具有重要影响。家长应该加强学习和掌握营养知识，改变自身不健康饮食行为，不把食物作为奖惩工具，以身作则，言传身教，起到良好的榜样作用。

（二）家长应该提倡的行为

家长起到指导而不是控制儿童进食的作用，家长设定进餐规则、给予进餐示范、正面谈论食物，并对儿童在进餐过程中发出饥饿和饱足信号及时反馈。这样可以促进儿童进食更多蔬菜、水果和奶制品，减少不健康食品摄入及超重发生。

（三）家长应该避免的行为

1. 控制型行为　家长采用强迫、惩罚、哄着及不恰当的奖励方式迫使儿童进食。这一方法在初期很有效，但随着时间延长，可能导致能量摄入不均衡、蔬菜水果摄入不足、营养不足或过剩的风险增加等不良后果。

2. 溺爱型行为　家长常不分时间、地点、环境迫切满足儿童的进餐需要，为儿童准备特殊或多种食物，最终导致儿童摄入的适宜食物不足，而高糖高脂食物增加，从而增加超重风险。

3.忽视型行为　家长与儿童间缺少言语及肢体交流，忽视孩子的生理、情感需求，甚至不为儿童提供食物，从而导致儿童生长不良。

三、塑造良好的就餐氛围

家庭是儿童接触最密切的就餐环境，对儿童健康的影响不容忽视。有研究提示，良好健康的就餐氛围可能减少儿童发生超重肥胖的风险。家庭成员应尽量在家就餐，与儿童一起共同营造轻松快乐的就餐环境，享受家人团聚的快乐。并且在进餐过程中保持心情愉快，不在就餐时批评儿童，促进食物消化吸收，享受食物的味道和营养。良好健康的就餐氛围包括就餐时正向的语言交流、情感互动和相互关爱等积极的家庭互动。

1.鼓励和引导儿童参与食物的准备和烹调　家长应鼓励儿童帮厨，同时让儿童感受到不光是在帮厨和用餐，还能愉快地享受帮厨和用餐时光，有助于交流情感。

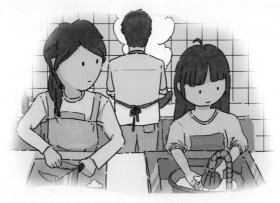

鼓励孩子参与家务

2. 不在餐桌上批评儿童 有些家长平时的工作忙碌，没有时间和儿童交流，家长就习惯在吃饭时训斥儿童。这样会影响整个就餐氛围，儿童容易带着情绪进食，影响儿童的身体健康。另外，当儿童挑食或拒绝吃饭时，家长应采用语言鼓励的方法，不要训斥、打骂和忽视儿童。

3. 就餐时不分散注意力 进食时看电视、玩手机、玩玩具等会降低儿童对食物的注意力，这对儿童膳食营养摄入、饮食行为培养、体格发育有重要影响。因此，家长应提供固定的就餐地点，避免边吃边看电视、玩手机等行为，避免外界干扰。同时家长应树立良好榜样，以身作则。

四、打造良好的家庭食物环境

家庭食物环境对儿童健康饮食习惯的培养也非常重要。良好家庭食物环境包括很多方面，包括为儿童准备健康食物、鼓励儿童参与食物的选择与制作等。

1. 家长为儿童准备营养健康食物 家长应尽量按照"食物多样、适量、平衡"的原则准备食材，烹调时尽量减少煎炸的方法，鼓励儿童选择多种食物，引导其选择健康食物。建议家长在餐桌、客厅等儿童容易接触的地方多摆放水果等健康食物，不摆高盐、高油、高糖等不健康食物；在冰箱里多摆放饮用水，尤其在孩子身高可及的隔层不摆放含糖饮料、糖果等不健康零食；对于儿童不喜欢吃的食物，可通过变换烹调方法（如将蔬菜切碎、将瘦肉剁碎、将多种食物制作成包子或饺子）、做得更好看更能勾起儿童食欲，也可采用重复、小份的供应，鼓励尝试并及时给予表扬。

2. 鼓励儿童参与食物的选择与制作 在保证安全的情况下，应鼓励儿童参与家庭食物的选择与制作，培养儿童对食物的

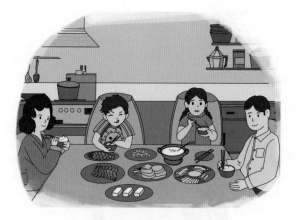

良好的家庭就餐环境

兴趣，并帮助儿童了解食物的基本常识和对健康的重要意义，对食物产生心理认同和喜爱，减少对食物的偏见，从而学会尊重和爱惜食物。家长可带儿童去市场选购食物，辨识应季蔬果，尝试自主选购蔬菜。在节假日，带儿童去农田认识农作物，实践简单的农业生产，参与种植植物，观察植物的生长过程，介绍蔬菜的生长方式、营养成分及对身体的好处，并亲自采摘蔬菜，激发儿童对食物的兴趣，享受劳动成果。让儿童参与家庭膳食的制备过程，参与一些力所能及的加工活动（如择菜），体会参与的乐趣。另外还应学习餐桌礼仪，做到文明用餐。

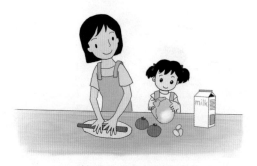

鼓励儿童参与制作食物

五、创造良好的家庭运动环境

家庭中创造良好的运动环境，有助于养成儿童热爱运动的习惯。家中可购置常见的运动器材，也可在家中安置健身器械，同时注意在家中运动应保持良好的通风环境和适宜的温度。

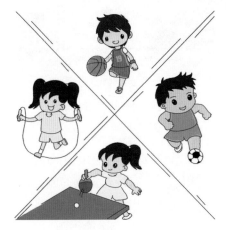

帮助儿童养成热爱运动的习惯

（一）家长的榜样作用

家庭成员要养成良好的体育锻炼习惯，为儿童树立好的榜样，为儿童进行锻炼起到好的、积极的榜样作用，并带动儿童热爱体育，一起参与体育锻炼，培养终身进行体育锻炼的意识。

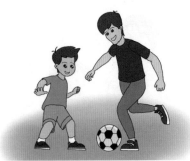

家长的榜样作用

（二）培养儿童良好的运动习惯

儿童正处于成长的阶段，对于体育锻炼的意识也在逐步形成，家庭成员要建立正确的体育锻炼意识和锻炼行为，培养儿童学习体育技能，增强自身的运动能力。家长应和儿童一起制定作息时间表和身体活动计划，合理分配学习、身体活动和睡眠时间；建立适合运动的家庭环境，如上下学步行、多参加家务劳动；培养儿童的运动兴趣，鼓励和支持儿童掌握至少一项运动技能。

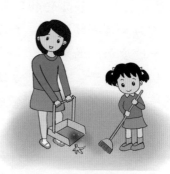

多参加家务劳动

（三）为儿童提供尽可能的运动环境支持

家长应尽可能地为儿童的锻炼提供充足的经济、行为上的支持。例如，家长应尽量满足儿童进行锻炼所需的服装、器材、装备等，并和儿童一起进行形式多样的身体活动。另外，提倡家长不在卧室、餐厅等位置摆放电视、电脑等，并限制儿童使用手机、电脑和看电视等视屏时间。

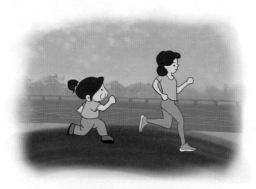

家长和儿童共同运动

践行园

　　良好的家庭食物环境有助于儿童养成良好的饮食行为。看看您家里是否摆放了一些高油、高盐、高糖等过度加工的零食，比如薯片、饮料、糖果、巧克力、糕点、饼干、果脯、方便面？如果有，请您尽快用纯牛奶、水果、原味坚果、适合生吃的蔬菜（西红柿、黄瓜）、煮鸡蛋等营养密度高的食物进行替换吧！

第 **5** 章

胖了怎么办？

　　儿童肥胖的干预重点和治疗方法与成人肥胖不同。由于儿童正处于生长发育的重要时期，在此阶段的干预措施均需要以保证其正常生长发育为原则，任何过激的干预和治疗都会对其生长发育规律产生负面影响。成人适用的减肥药物副作用比较大，减肥药物在儿童中应用需要临床医师根据肥胖症的严重情况慎重考虑开具处方。因此本章的目的是从饮食、运动、心理、环境和效果评估五个方面，提供合理的减肥方案示例并介绍常见的减肥误区，帮助家长构建适宜的减肥环境，帮助肥胖儿童改变不健康的饮食和行为习惯，促进健康生活方式的养成。

第一节　了解减肥食谱

导读台

- 肥胖儿童减肥食谱的设计原则？
- 减肥过程中需要进行营养强化吗？
- 减肥食谱如何做到营养健康？
- 减肥过程中可以应用哪些营养评估工具？

知识窗

一、如何帮助肥胖儿童设计减肥食谱？

（一）饮食行为干预

1. 减少过度喂食和不健康零食摄入　不少家长，尤其是祖父母辈，对于儿童的体重没有正确认知，认为儿童吃得多、长得白白胖胖很可爱，以致喂食过度。还有家长会在三餐之间给儿童提供零食，以高能量、高糖分的食物为主，如含糖饮料、蛋糕、饼干、糖果，长期下来儿童容易养成嗜甜及吃零食的习惯，导致儿童更容易变胖。因此，减少过度喂食，保持均衡饮食，对于改变肥胖儿童的饮食习惯很重要。

2. 改变不良饮食习惯　家长在做饭过程中应遵循"三低一高"的原则，即低油、低糖、低盐和高纤维，多提供低脂、高纤维的蔬果等，避免让儿童吃太多油腻、高钠或糖分过高的食物。由于肥胖儿童的身材不是一日养成的，因此，健康减肥亦需要一段时间。家长可在过渡期内提供儿童喜欢吃的食物，但要减少总量的供给，让儿童在享用美食的同时健康地改变不良饮食习惯。

（二）食物强化和营养素补充剂

肥胖儿童虽然摄入总量不少，但是由于挑食、偏食或饮食结构不合理，容易造成营养素缺乏，因此，肥胖儿童应注重钙、维生素 D 以及铁的补充。

1. 钙的补充　增加钙的摄入会抑制脂肪形成，并起到促进脂解的作用，可以部分逆转肥胖儿童能量过剩的现状。因此胖孩子要经常吃含钙丰富的奶及奶制品、大豆及其制品等，以保证钙的足量摄入，促进脂肪代谢，健康骨骼发育。

2. 维生素 D 的补充　维生素 D 补充剂会促进超重和肥胖儿童体重减轻，并降低未来心脏病和代谢性疾病的患病风险，但应用时需要评估用量和时间。同时家长应该经常带儿童进行户外活动，增加体内维生素 D 的合成，促进钙的吸收和利用。

3. 铁的补充　铁在维持免疫系统稳态过程中发挥着重要作用，超重肥胖儿童的免疫力低下，对铁的需求更高。因此肥胖儿童更易出现低铁的状态，需要经常食用含铁丰富的食物（如瘦肉），同时搭配富含维生素 C 的食物（如新鲜的蔬菜和水果），以促进铁在体内的吸收，保证铁的充足摄入和利用。

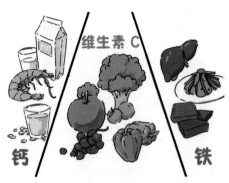

富含钙、铁和维生素 C 的食物

二、儿童减肥食谱和营养评估工具

（一）儿童减肥食谱

儿童减肥不能单纯依靠节食，因为儿童正处在快速生长发育的时期，身体需要的营养和能量相对于成人比较更多，所以儿童减肥阶段的饮食需要在合理控制能量的同时，重点平衡各种营养素的比例。另外，由于儿童胃容量小，糖原储存量少，活动量又大，很容易感到饥饿。因此，减肥阶段不仅要给儿童提供满足其生长发育所需的营养，还需要在三餐之间适量加餐，这样既能保证儿童的营养需求，又不增加胃肠的负担。

链接场

减肥食谱示例

王天天，男，14.6岁。

诊断：高脂血症、血糖异常、肥胖

体重：85千克，身高：149厘米，BMI：38.3千克/米^2（属于肥胖）

饮食方案：限制能量高蛋白饮食

能量：2400千卡；供能比例蛋白质15%～20%，脂肪25%～30%，碳水45%～60%

早餐：新鲜蔬菜100克，鸡蛋1个，苹果2块，牛奶200毫升

加餐：榛子仁20克

午餐：丝瓜鸡蛋炒虾仁，芹菜胡萝卜炒鸡肉，牛肉炒菜心，米饭1碗（120克）

加餐：酸奶90毫升

晚餐：红烧带鱼，白菜烧豆腐，南瓜饭1碗（米饭70克，南瓜50克）

（二）营养评估工具

除了减肥健康食谱，家长和儿童还可以通过食品的营养标签和"交通灯"饮食法则来评估食物的营养价值，从而合理地选择食物，培养健康的饮食习惯，科学防控儿童超重肥胖。

1. 营养标签　家长在为儿童挑选食物时要注意掌握营养标签的使用，具体做法应依据《食品安全国家标准预包装食品营养标签通则》（GB 28050—2011），重点关注核心营养素、能量、糖和各种维生素的含量。此外，家长也要在日常生活中培养儿童阅读营养标签的意识和习惯。家长在教儿童看营养标签时首先要关注主要营养成分的名称。中国食品标签强制标示 4 种核心营养成分（蛋白质、脂肪、碳水化合物、钠）以及能量，简称"4＋1"。其次看第 2 列，展示每 100 克（毫升）食品中所含各营养成分

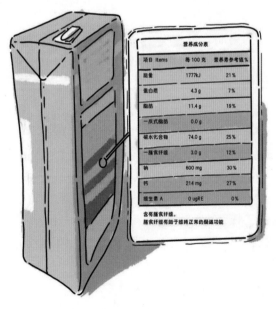

营养标签示例

的量。之后看第3列 "NRV%"，展示每100克（毫升）食品中，所含营养素占人体一天所需营养素的百分比。这可以让我们更直观地了解到，摄入的食物营养素含量是否达标或超标。

2. "交通灯"饮食法则　对于肥胖儿童来说，三餐之中，要尽量少选红灯食物，多选择绿灯食物。例如，早餐牛奶或豆浆正常，但馒头减半、面包换成燕麦片，而且尽量避免涂抹花生酱、黄油、果酱等，也不要搭配烤肠、培根等高脂肪食物。最好能吃点蔬菜水果，可以再搭配一小把去壳坚果（20克左右）。午餐则要选择少油烹调的菜肴，而且保证蔬菜的量达到200克。晚餐尽量以红豆八宝粥等杂粮作为主食，或者用红薯、土豆替代一半主食，以便增加膳食纤维，提升饱腹感，减少主食摄入。每餐菜肴中要注意荤素搭配，推荐比例为一荤配三蔬。餐后要注意，尽量不吃红灯区的高脂肪、高糖零食，两餐之间的零食尽量以水果和酸奶代替。

"交通灯"饮食法则食物分类特征

项目	红	黄	绿
能量	高	中	低
特征	只提供能量、糖、油脂和盐分，而其他营养素含量很少	有人体必需的营养素，但糖、脂肪或盐分过高	含有人体必需的营养素，可促进身体健康
举例	咸鱼、腊肉、香肠、炸薯条、甜甜圈、小西点、腌制蔬菜、甜果汁、奶油蛋糕等	全脂奶、皮蛋、油炸的各式豆制品、鱼罐头、肉罐头、炒饭、炒面、炸蔬菜等	低脂奶、海鲜类、各种瘦肉、蔬菜、新鲜水果等
选择	偶尔进食	必须限量	每天都吃

第二节　制定运动方案

导读台

- 什么是行为疗法?
- 怎样的运动和强度可以达到减肥效果?

知识窗

一、行为疗法

　　行为疗法强调家庭的参与和支持,家长参与到儿童肥胖治疗中的价值已得到肯定。家长亲自参与制定减肥方案,为儿童提供科学的指导、安排合理的饮食和运动、监督儿童行为的改变,有益于儿童减肥取得良好效果。具体的行为方案需要根据肥胖儿童的饮食、运动、摄取食物的动机以及闲暇时间的利用等有关行为进行逐步矫正,可采取以下步骤。

(一)调整认知,增强自信心

　　儿童和家长需要认识到减肥是一个长期过程。肥胖治疗计划的制定需由肥胖儿童、医护人员、家长三方面参与,也需要朋友、同学及老师的鼓励和关怀。家长要对儿童的饮食和生活日记进行认真分析,找出存在的问题,提出改进意见。哪怕见到儿童的微小进步,也应给予适当的物质或精神鼓励,使其树立坚持干预和治疗的信心。

(二)制定切合实际的减肥目标

　　尽量避免制定难以实现的减肥目标,因为当倾尽全力仍达不到目标时，儿童易产生悲观情绪，失去信心。因此，一开始就要制定能够实现的近期目标，使其小幅度进步，正确进行自我评价，在此基础上即可增强向远期目标努力的自信心。

（三）合理的营养教育和运动指导

根据个人不同的条件和特质，由浅入深，进行营养教育及运动指导，如食品购买方法、烹饪窍门及营养价值、运动对减肥的作用、运动方式及运动量的选择。

（四）控制饮食、鼓励运动、正常作息

按每日规定的食谱和运动量操作，循序渐进，保障充足睡眠。

（五）控制外界刺激

去除在日常生活中可诱发过量饮食的外界刺激，限制进食的次数和地点。

（六）改变进食方式

饱腹感常在进食后 20 分钟左右出现，与摄入量的多少无明显关系。因此，应减慢进食速度，避免吃饭速度过快、狼吞虎咽等，做到细嚼慢咽。

 链接场

行为疗法在肥胖儿童减肥中的应用：

1. 准备与沟通
2. 问题行为解析
3. 目标行为设置
4. 矫正方案实施
5. 预期结果评估

践行园

家长实践表

序号	日期	准备与沟通	问题行为解析	目标行为设置	矫正方案实施	预期结果评估
1						
2						
3						
4						
5						

二、儿童减肥训练和身体活动方案

（一）中高强度运动

肥胖儿童不是肥胖成人的缩小版，故在进行减肥训练和身体活动时要以安全为原则，设计合适和有趣的运动方案，提高肥胖儿童对运动的兴趣，便于长期坚持。运动要多样化，包括慢跑、柔软操、太极拳、乒乓球及游泳等，肥胖儿童的家庭成员最好共同参加。剧烈运动可能会增加儿童的食欲，因此应控制适宜的体育运动强度。体育锻炼的方式应侧重于身体重心水平的移动，距离比速度重要，同时应注意柔韧性运动。运动形式可选择有氧运动、有氧运动与无氧运动交替、技巧运动（如体操、舞蹈）。运动强度依据个体的平均强度，一般为最大氧消耗的50%（为最大心率的60%～65%）。运动频率为每周3～5次，运动时间为1～2小时。运动期限以3个月为一个阶段，1年为一个周期。运动前要有准备活动（即热身运动），运动时注意调整和休息，运动结束后要有恢复运动（即冷身运动）。运动期间，若身体不适或受伤应停止训练。

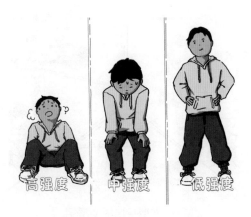

不同强度身体活动的界定标准

（二）适当增加力量训练

研究证明，有氧运动可以提高人体的最大摄氧能力，但并不能提高体内瘦体重（去脂体重）的含量；力量训练不能有效改善最大摄氧能力，但却能明显增加体内瘦体重的含量。瘦体重的增加可提高机体安静时的代谢率，这意味着，即使是在睡觉时，瘦体重多的人比瘦体重少的人消耗的能量都要多。由此可见，力量训练无论是对维持原有的理想体重，还是对减肥，都是有积极作用的。

有氧运动
步行、慢跑、滑冰、骑自行车、游泳、跳健身舞、做韵律操等
无氧运动
短跑、投掷、跳高、跳远、拔河等
力量训练
引体向上、哑铃操、深蹲、俯卧撑、仰卧起坐等

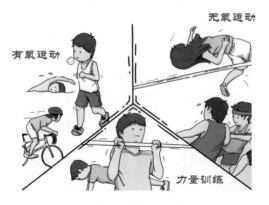

不同类型身体活动举例

第三节　营造健康环境

导读台

- 家庭环境在儿童减肥过程中有哪些作用？
- 哪些学校环境可以促进儿童减肥？
- 社区也应该参与到儿童减肥干预中吗？

知识窗

　　肥胖的发生发展与儿童自身体质和外界家庭、学校、社会等多种因素密切相关。为正确、有效地控制儿童体重，需要多方位合作，共同塑造健康的成长环境。

一、家庭环境是儿童减肥的第一步

　　家庭因素在儿童肥胖的发展过程中起着重要作用，父母的饮食习惯、运动水平、行为习惯以及父母对体型、体重的理解和态度都会对儿童造成影响。那么家长在控制儿童体重的过程中，能在哪些方面发挥作用呢？

（一）帮助儿童养成健康的饮食习惯

父母需要认识到自己是儿童健康的第一责任人，学习营养相关知识，培养和引导儿童规律地进餐，同时还要以身作则帮助儿童养成健康的饮食习惯。例如在日常生活中，可以通过以下措施达到目标。

1. 提供大量的蔬菜、水果和全麦产品。

2. 使用低脂或脱脂牛奶、酸奶等其他乳制品。

3. 选择瘦肉、家禽、鱼和豆类来保证日常生活中蛋白质的摄入。

4. 鼓励儿童多喝水，并限制含糖饮料的摄入。

5. 限制儿童日常生活中糖和不健康零食的摄入，此外，采用餐盘可以更好地帮助儿童控制食量，均衡膳食。

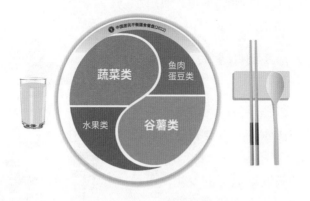

适合控制儿童饮食的餐盘

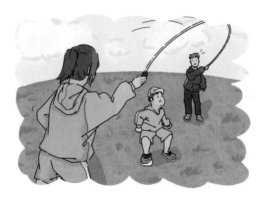

父母和儿童一起运动

（二）陪伴儿童运动

与儿童一起运动，不仅可以促进家长和儿童的身体健康，还有助于营造良好的家庭氛围。运动可以让儿童在繁重的课业生活之外享受乐趣，还可以强化儿童的骨骼促进其生长发育，培养儿童掌握运动技能可以增强其自信心，避免因肥胖而产生压力、焦虑和自卑心理。此外，运动还可以减少儿童使用电子产品的时间，保证儿童的睡眠时间，通过塑造健康的生活方式来减肥。

（三）监测儿童的生长发育指标

超重和肥胖会给儿童生长发育带来严重影响，父母要充分认识超重和肥胖的危害，关注儿童身高、体重等生长发育指标的变化，正确认识和评估儿童生长发育指标，必要时咨询专业人员，并在专业人员的指导下科学减肥。

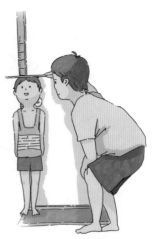

父母给儿童监测身高

二、学校环境与儿童成长息息相关

学校在促进儿童健康行为方面处于一个独特的位置。儿童的大部分时间都是在学校度过的，校园环境、在校期间的管理和行为方式都会对儿童产生影响，因此学校也是治疗和预防儿童肥胖的重要干预场所，有必要通过各种干预措施营造健康的校园生活氛围。

（一）营造健康营养环境

学校应该从理论和实际两个方面为学生提供一个健康的营养环境。以学校-教师-学生的传递关系为基础，提高教师对营养知识的了解程度，并将正确的膳食观念传授给学生。根据相应标准做好校内食物供应，优化学生餐的膳食结构，保证膳食营养均衡摄入。此外，校内不应出现任何含糖饮料等高油、高盐、高糖食品。

（二）体育教育和体育活动

学校应该帮助学生正确认识体育活动的重要性，增加学生对身体活动的兴趣，强化体育课和课外锻炼，帮助学生达到国家推荐的身体活动标准。教师不得"拖堂"或提前上课，保证学生每节课间充分休息并进行适当的身体活动，减少静态行为，减少课业负担，增强学生体质。

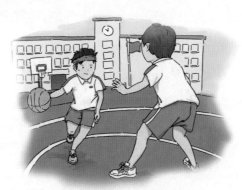

儿童在学校一起进行体育锻炼

（三）心理支持和睡眠保障

许多肥胖儿童缺乏自信、自我评价低、不爱交际、常常表现出不满足和不快乐、社会适应能力差，学校作为综合干预的重要场所，需要开展相关的心理健康教育，教导儿童正常认识肥胖，减少同学间的歧视行为，保证儿童的身心健康。

为保障小学生每日睡眠时间达到 10 小时，学校应规划好相关课程、减轻学生课业负担，保证学生在晚上获得适当的睡眠，以帮助保持专注，提高注意力，并提高学习成绩，从而提高学生的健康和幸福感。

三、社区支持环境必不可少

除家庭和学校外，社区作为支持性环境可以为儿童肥胖防控提供医疗支持、运动环境和健康知识，对于营造健康氛围起着非常重要的作用。

（一）开展肥胖知识宣传

社区可作为良好的宣传教育平台，通过加强对中国居民膳食指南、身体活动指南、儿童肥胖预防与控制指南等相关材料进行宣传，向全社会普及科学的、可操作的肥胖防控技能，逐渐改变社会大众对中国传统文化中以胖为荣的观念，引导大众正确认识正常体重。

（二）开展儿童肥胖防控

社区可以通过在生命早期开展肥胖干预从而减少儿童肥胖的发生。例如，开展母亲孕期体重及 BMI 筛查与干预，加强母乳喂养、辅食添加等科学喂养（合理膳食）的知识普及、技能指导和个体化咨询，定期评价婴幼儿生长发育状况。社区还可以对学校和家庭进行合理膳食、积极进行身体活动和心理支持等指导，对超重肥胖儿童进行体重管理。此外，社区医疗机构还可以为超重肥胖儿童提供个体化的营养处方和运动处方。

（三）完善社区运动设施

社区可以通过建立儿童活动场所、健身步道、骑行道、体育公园和多功能运动场地，提供运动场所。此外，还可以通过组织开展社区内体育活动等方式，建立热爱运动的社区氛围，带动肥胖儿童运动。

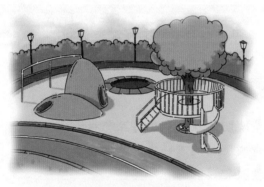

社区儿童运动设施

 链接场

睿睿今年上学三年级了，班级成绩排名越来越靠后，也逐渐表现出不愿意去学校的态度。一开始睿睿的爸爸妈妈觉得是睿睿上课没有认真听讲，就每天陪着睿睿一起做功课，还给睿睿报了不少补习班。但是，睿睿的成绩不但没有提升，反而越来越差，睿睿也渐渐变得越来越不爱说话了。爸爸妈妈注意到睿睿的变化，联系了睿睿的班主任。班主任告诉睿睿的父母，因为睿睿比同龄人肥胖，同学们都不愿意和他一起玩儿，睿睿课间经常一个人坐在座位上，也越来越不愿意参加集体活动。通过家长的疏导、老师的关心和社区举办的肥胖控制讲座，睿睿终于重拾自信，正视肥胖并做出改变。由此可见，儿童减肥干预离不开家庭、学校和社区的共同努力。

第四节 评估减肥效果

导读台

- 儿童减肥过程中应该关注哪些指标？
- 儿童减肥效果不好应该怎么办？
- 儿童减肥误区都有哪些？

知识窗

一、家长应该持续关注和评估肥胖儿童的哪些指标？

（一）体格发育指标

 链接场

11 岁女生童童身高 146 厘米，体重达到 61.8 千克，腰围达到 90 厘米，BMI 是 29 千克/米^2，据家长观察，童童近1年都没有长个。在检查之前，爷爷奶奶都觉得童童长得胖是营养好，是有福气。检查后发现，童童的血脂指标均出现异常，还出现了高血压和非酒精性脂肪肝等代谢性疾病。那么在减肥过程中应该对哪些体格发育指标进行监测？

1. 身高　女生8岁开始身高发育加速，11岁左右达到高峰，14岁左右结束；男生9岁开始，13岁高峰，16岁结束。身高需要定期、连续、准确测量，如果肥胖儿童在上述年龄对照前述章节的标准发生身高发育减缓或停滞应该及时前往医院筛查。

2. 体重　肥胖儿童减肥过程中需要定期监测体重，可以直观地评价干预措施效果。

3. BMI　超重、肥胖主要由BMI进行评价，对BMI进行监测是评价儿童肥胖状态持续或逆转的良好工具。

4. 腰围　腹型肥胖与儿童心血管疾病风险增加密切相关，需要持续关注评估腰围水平，维持儿童正常腰围水平。

5. 体脂肪等体成分指标　核磁共振、生物电阻抗分析等技术的发展成熟使体成分测量变得更加方便，推荐家长关注体脂肪等体成分指标，对儿童脂肪积累情况进行持续评估。

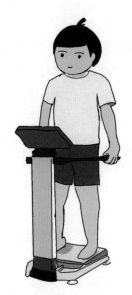

儿童体成分测量

（二）营养成分指标

链接场

　　8 岁男孩康康出生时瘦瘦小小，家长为了弥补，在抚养过程中逐渐让康康形成了吃得多、动得少的不良生活方式，陷入恶性循环。康康平时特别喜欢吃肉、炸鸡以及喝饮料，讨厌吃蔬菜和水果。除了正常的三餐吃得过多外，康康还会吃很多零食和甜点，导致体重增长越来越快，那么家长应该注意监测哪些营养指标呢？

　　1. 食物能量　能量评估和控制食物的摄入是减肥干预的重要手段，根据儿童特点逐渐减少至推荐量的 70% 并增加消耗，脂肪才会被动员分解。

　　2. 碳水化合物　主食（如米和面）是碳水化合物的主要来源，适宜量为全天摄入能量的 55%。

　　3. 脂肪　应该少摄入高脂肪类食物，如动物油、肥肉、油炸食品。

　　4. 蛋白质　保证充足的蛋白质摄入，有利于保持身高和体重的适宜增长。

　　5. 水　保持足量饮水，每天 800～1400 毫升，减肥期间适宜多喝 600 毫升。

6~10岁学龄儿童平衡膳食宝塔

盐	<4克/天
油	20～25克/天
奶及奶制品	300克/天
大豆	105克/周
坚果	50克/周
畜禽肉	40克/天
水产品	40克/天
蛋类	25～40克/天
蔬菜类	300克/天
水果类	150～200克/天
谷类	150～200克/天
——全谷物和杂豆	30～70克/天
薯类	25～50克/天
水	800～1000毫升/天

 11~13岁学龄儿童平衡膳食宝塔

盐	<5克/天
油	25～30克/天
奶及奶制品	300克/天
大豆	105克/周
坚果	50～70克/周
畜禽肉	50克/天
水产品	50克/天
蛋类	40～50克/天
蔬菜类	400～450克/天
水果类	200～300克/天
谷类	225～250克/天
——全谷物和杂豆	30～70克/天
薯类	25～50克/天
水	1100～1300毫升/天

14~17岁学龄儿童平衡膳食宝塔

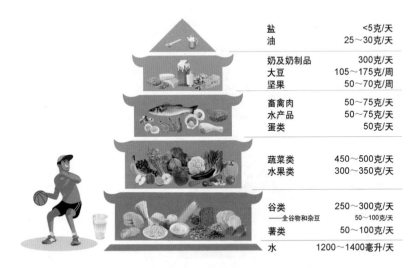

盐	<5克/天
油	25~30克/天
奶及奶制品	300克/天
大豆	105~175克/周
坚果	50~70克/周
畜禽肉	50~75克/天
水产品	50~75克/天
蛋类	50克/天
蔬菜类	450~500克/天
水果类	300~350克/天
谷类	250~300克/天
——全谷物和杂豆	50~100克/天
薯类	50~100克/天
水	1200~1400毫升/天

（三）身体活动指标

链接场

13岁的男生小列临近中考，在体检中被诊断为中度肥胖，并且体育课考试成绩不佳，家长为此很着急，每天陪着小列慢跑半小时。但一段时间后发现小列比平常吃得更多了，体重反而略有增长。小列家长在运动干预中应该注意监测哪些指标呢？

1.运动时间　记录每日活动时间是否达到推荐要求，并探索儿童最佳运动方式和运动时间的组合，融入每日作息。

2. 运动强度　减肥过程中注意中高强度身体活动，提倡有氧运动和力量训练结合，简单判断中高强度的方法为：运动后可讲话但不能唱歌，或经喘息后才能讲话。

3. 视屏时间　运动时间延长的同时要注意缩短视屏时间，有利于儿童的近视控制。

4. 睡眠时间　睡眠对运动后身体的修复和生长发育、激素水平调节具有重要作用。通过持续监测运动、视屏和睡眠时间，平衡三者的分配，探索儿童适合的规律，以达到更好的减肥效果。

（四）环境心理指标

儿童在减肥过程中会遭受多方压力，导致不健康行为习惯。为了儿童可以健康减肥，需要从外在环境因素和自身内在因素两方面加强对儿童心理健康的关注，针对不同因素采取措施，因势利导，建立有助于儿童减肥的健康环境尤为重要。

1. 光照环境　充足的日间光照有利于儿童的眼发育，而夜间光会导致儿童睡眠障碍，激素调节紊乱，不利于肥胖儿童减肥，需要关注光照规律和亮度，营造良好睡眠环境。

2. 烦躁情绪　噪声过强会导致儿童听力损失，持续监测环境中噪声分贝并控制耳机使用，有助于保护儿童听力和调节烦躁情绪。

3. 低落抑郁　持续关注儿童减肥时的心理状态，防止自暴自弃、低落抑郁的情绪导致的自我伤害。

4. 焦虑压力　在进食和运动过程中产生的焦虑情绪和潜在的同学歧视带来的压力会影响儿童的减肥意志，需要家长疏导调节。

二、家长该怎么改进肥胖儿童的无效减肥措施?

(一)衡量减肥效果是否符合减肥干预原则

1.促进健康体重 通过监测和评估肥胖儿童的体格发育,了解儿童应该达到的健康体重目标,不要过度减肥,造成发育不良。

2.保持合理膳食 通过合理的营养搭配来判断儿童摄入能量情况,并根据儿童生长发育和减肥情况动态调节饮食,实现合理膳食。

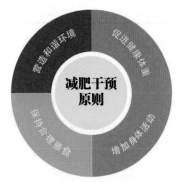

减肥干预原则

3.增加身体活动 通过持续一定时间的中高强度运动提高基础代谢率,改善心肺功能,促进更全面持续的健康收益。

4.营造和谐环境 通过对成长环境和心理环境进行改善,指导儿童顺利度过减肥过程中身体和心理快速变化的关键时期。

(二)通过体格发育评价动态调节减肥措施

1.生长水平评价 将儿童体格检查测量值与其人群参考值比较,获得其在同年龄同性别人群中所处的百分位。

2.生长速度评价 定期连续监测得到增长值,绘制生长曲线图判断儿童或青少年身高生长速度是否"偏离"。

3.身体匀称度评价 肥胖儿童选用 BMI 作为反映整体匀称程度的指标。

4.成熟度评价 性发育程度是反映身体成熟度的重要依据,性发育评价涉及性早熟、性发育延迟等问题。

指标 1～3 建议采用中国 0～18 岁儿童生长参照标准及生长曲线进行评价，指标 4 常规采用 Tanner 分期评价。

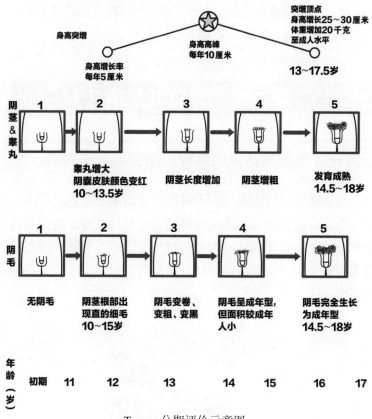

Tanner 分期评价示意图

（三）系统评价减肥措施效果并改进

在评估减肥效果的过程中，可以从内部和外部分别评价减肥措施。即促进实施的内部条件和阻碍目标实现的内部条件；促进实施的外部条件和阻碍目标实现的外部条件。家长需对有效的措施进行强化，对无效的措施进行改变。例如，儿童若对饮食或运动干预有抵触行为，家长可与儿童交流了解其困难所在，而不是一味地强制要求，不看反应。同时其他家长（如爷爷奶奶）对待肥胖的态度和减肥的动机因素可能是外部障碍所在，要充分在家庭中树立正确的体重观念，引导儿童科学减肥并培养健康生活方式，从儿童期筑牢健康生活的理念。

第五节 常见减肥误区

误区一 儿童吃药减肥就行，不需要就医检查

儿童减肥与成人不同，不宜用药。如果肥胖程度严重，需前往医院进行就医，由临床医师检查后开具处方，遵医嘱合理用药。同时，也不宜使用含有药材成分的减肥茶等，否则轻者会导致频繁排尿、腹泻等症状，严重者甚至会造成肝和肾等器官损伤。

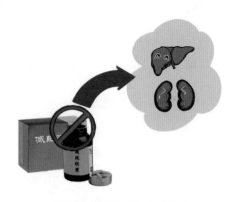

减肥药品可能引起器官损伤

误区二　只有绝对体重下降了，才达到了减肥的效果

儿童正处于旺盛的生长发育和代谢阶段，用绝对体重下降来衡量减肥效果是不恰当的。因为孩子的身高在不断增长，如果身高的发育规律处于相对正常状态，能保持体重在一个阶段内不增加或缓慢增加，也达到了减肥效果。

误区三　减肥就是少吃少喝，甚至不吃不喝

过度节食、少吃或不吃肉、以蔬菜水果代替主食、少喝或不喝水、以饮料代替水都是错误的减肥方式，往往会事与愿违，导致营养不良，甚至出现厌食症及精神心理问题。同时，过度节食会使身体里的电解质失去平衡，并且水在机体代谢废物排泄过程中起重要作用，所以要保证足量饮水。儿童健康减肥一定要在营养均衡的基础上进行，少吃、最好不吃零食和快餐类食品，可根据情况参考本章前述的减肥食谱进行实践。

误区四　短时间内进行高强度训练，才有效果

对儿童减肥过程中的运动强度及时间要严格把控，短时间进行高强度运动，超过儿童承受上线可能会导致关节的永久性损伤，得不偿失。减肥训练应该在确定适宜方案的前提下循序渐进，逐渐增加运动强度和时间，增强儿童体质。

误区五　家长采用激将法等心理战术刺激儿童

儿童减肥过程时的心理往往比较脆弱和敏感，家长不能采取

过激的言语打击儿童控制体重的积极性和自信心。对于减肥中的儿童，家长需采取鼓励的态度，塑造其稳定的心理素质和行为，帮助儿童树立减肥的信心和决心。

误区六 减肥是个简单问题

儿童减肥是涉及科学吃、积极动和睡眠足的综合问题，与减轻儿童的心理压力和过重的学业负担息息相关。家长塑造的健康生活方式和良好家庭氛围是儿童减肥的重要条件。

参考文献

［1］陈妍君，董彦会，王政和，等 . 2014 年中国 5 个少数民族 7 ～ 18 岁学生营养状况分析［J］. 中华预防医学杂志，2018，52（3）：303-307.

［2］迟言邦，王琎，孙静莉 . 育龄期女性孕前体重及孕期体重增加与新生儿出生体重关系的回顾性队列研究［J］. 中国计划生育和妇产科，2020，12（8）：24-28.

［3］付志聪，张静 . 易致儿童肥胖的不健康食品市场限制政策研究［J］. 中国学校卫生，2020，41（9）：1427-1432.

［4］郭睿 . 社区环境对中国城市儿童肥胖的影响［D］. 上海：华东师范大学，2020.

［5］郭亚茹 . 我国儿童青少年超重肥胖的环境影响因素研究［D］. 上海：华东师范大学，2020.

［6］国家心血管病中心 . 中国心血管病报告 2014［M］. 北京：中国大百科全书出版社，2015.

［7］李楠楠 . 青春期前肥胖儿童尿促性腺激素、性激素水平及特点［D］. 江苏：江南大学，2017.

［8］李艳辉，陶然，高迪，等 . 我国儿童青少年睡眠不足与肥胖的关联性研究［J］. 中华流行病学杂志，2020，41（6）：845-849.

［9］刘慧燕，陈蓁蓁，林穗方，等 . 广州地区 1 ～ 6 岁儿童饮食行为问题与家庭环境关系研究［J］. 中国社会医学杂志，2018，35（1）：53-56.

［10］刘亚洁 . 家庭体育环境与儿童锻炼行为关系探究［J］. 当代体育，2021，4：4.

［11］马冠生，张玉 . 中国儿童肥胖防控面临的挑战和机遇［J］. 中国儿童保健杂志，2020，28（2）：117-119.

［12］马冠生. 中国儿童肥胖报告［M］. 北京：人民卫生出版社，2017.

［13］牛欣. 家长对超重、肥胖儿童生命质量的影响［D］. 沈阳：中国医科大学，2020.

［14］唐卉. 大脑奖励机制与肥胖［D］. 武汉：华中科技大学，2012.

［15］陶芳标. 儿童少年卫生学［M］. 8 版. 北京：人民卫生出版社，2017.

［16］王凌霄，程若倩，章淼滢，等. 女童全身体脂比率与性早熟的关系［J］. 中国当代儿科杂志，2020，22（7）：762-767.

［17］王云涛，施美莉. 澳门超重、肥胖儿童青少年体质特征及影响因素研究［J］. 中国体育科技，2019，55（12）：59-67.

［18］徐尔迪，尹春燕，常明，等. 儿童肥胖发病相关因素调查分析［J］. 中国儿童保健杂志，2013，21（8）：806-808.

［19］徐丽媛，王佳. 心血管危险因素对学龄期儿童青少年肥胖类型的影响［J］. 中国卫生工程学，2020，19（2）：216-218.

［20］杨东玲，周月芳，孙力菁，等. 上海市初中生体脂率与血压偏高的关联［J］. 中国学校卫生，2021，42（5）：746-750.

［21］杨丽丽，席波. 儿童期肥胖与靶器官损害关系的研究进展［J］. 中华预防医学杂志，2019，53（7）：731-736.

［22］杨玉凤. 单纯性肥胖儿童的心理行为特征［J］. 中国儿童保健杂志，1999（1）：33-34.

［23］英研究：家庭环境可影响儿童遗传性肥胖［J］. 中国食品学报，2018，18（10）：240.

［24］袁飒，陈艳妮，应艳红，等. 儿童饮食行为问题与家庭饮食环境的关系研究［J］. 实用预防医学，2020，27（3）：332-335.

［25］原晨晨，薛琨，郭红卫. 全球儿童超重肥胖的流行现状和影响因素［J］. 卫生研究，2020，49（3）：506-510.

［26］张美仙，米杰. 儿童肥胖遗传易感性研究现状［J］. 中华预防医学杂志，2014，48（9）：836-841.

［27］张美仙，赵小元，席波，等. 基因多态性对儿童肥胖和代谢异常的影响［J］. 中华预防医学杂志，2014，48（9）：776-783.

［28］赵红英. 儿童肥胖和常见呼吸系统疾病的相关性［J］. 河北医药，2020，42（13）：2055-2059.

［29］赵莉.儿童肥胖的预防与控制［M］.成都：四川大学出版社，2020.

［30］中国超重/肥胖医学营养治疗专家共识（2016年版）［J］.糖尿病天地（临床），2016，10（10）：451-455.

［31］中国营养学会.中国居民膳食指南2016科普版［M］.北京：人民卫生出版社，2016.

［32］中国营养学会.中国居民膳食营养素参考摄入量（2013版）［M］.北京：中国标准出版社，2014.

［33］中华人民共和国教育部.关于印发儿童青少年肥胖防控实施方案的通知［EB/OL］.（2020-10-16）［2022-06-01］.http://www.moe.gov.cn/jyb_xxgk/moe_1777/moe_1779/202010/t20201026_496590.html.

［34］中华医学会内分泌学分会肥胖学组.中国成人肥胖症防治专家共识［J］.中华内分泌代谢杂志，2011，27（9）：711-717.

［35］周新雨，许婕，刘依兵.家庭体育环境对3～6岁儿童参加体育活动的影响——以镇江市为例［J］.体育科技，2019，40（6）：67-69.

［36］朱桂州.我国儿童体重过重和肥胖的原因及其预防对策［J］.体育科技文献通报，2011，19（4）：118-120.

［37］BOYLAND E J，HARROLD J A，KIRKHAM T C，et al. Food commercials increase preference for energy-dense foods，particularly in children who watch more television［J］.Pediatrics，2011，128（1）：e93-e100.

［38］CAMHI S M，BRAY G A，BOUCHARD C，et al. The relationship of waist circumference and BMI to visceral，subcutaneous，and total body fat：sex and race differences［J］.Obesity，2011，19（2）：402-408.

［39］JORDAN A B，STRASBURGER V C，KRAMER-GOLINKOFF E K，et al. Does adolescent media use cause obesity and eating disorders［J］？Adolesc Med State Art Rev，2008，19（3）：431-449.

［40］NCD Risk Factor Collaboration（NCD-RisC）.Worldwide trends in body-mass index，underweight，overweight，and obesity from 1975 to 2016：a pooled analysis of 2416 population-based measurement studies in 128.9 million children，adolescents，and adults ［J］．Lancet，2017，390（10113）：2627-2642.

［41］NESS-ABRAMOF R，APOVIAN C M. Drug-induced weight gain ［J］．Drugs Today，2005，41（8）：547-555.

［42］REILLY J J，ARMSTRONG J，DOROSTY A R，et al. Avon longitudinal study of parents and children study team，2005. Early life risk factors for obesity in childhood：cohort study ［J］．BMJ，2005，330（7504）：1357-1363.

［43］SUN Y，LIU B，SNETSELAAR L G，et al. Association of normal weight central obesity with all-cause and cause-specific mortality among postmenopausal women ［J］．JAMA Netw Open，2019，2（7）：e197337.

［44］SUNG H，SIEGEL R L，TORRE L A，et al. Global patterns in excess body weight and the associated cancer burden ［J］．CA Cancer J Clin，2019，69（2）：88-112.

［45］TEBAR W R，RITTI-DIAS R M，FARAH B Q，et al. High blood pressure and its relationship to adiposity in a school-aged population：body mass index vs waist circumference ［J］．Hypertens Res，2018，41（2）：135-140.

［46］WANG N，XU F，ZHENG L，et al. Effects of television viewing on body fatness among Chinese children and adolescents ［J］．Chinese Medical Journal，2012，125（8）：1500-1503.

［47］WIECHA J L，PETERSON K E，LUDWIG D S，et al. When children eat what they watch：impact of television viewing on dietary intake in youth ［J］．Arch Pediatr Adolesc Med，2006，160（4）：436-442.

［48］WOOD A C，BLISSETT J M，BRUNSTROM J M，et al. Caregiver influences on eating behaviors in young children：a scientific statement from the American Heart Association ［J］．J Am Heart Assoc，2020，9（10）：e014520.